Técnicas curativas del aloe vera

Técnicas curativas del aloe vera

Timothée Lambert

Diseño de cubierta: Regina Richling
Ilustración de cubierta: iStockphoto
Diseño interior: Barataria

ISBN: 978-84-9917-360-3
Depósito legal: B-11293-2014

Impreso por Sagrafic, Plaza Urquinaona, 14 7º 3ª, 08010 Barcelona
Impreso en España - Printed in Spain

Índice

Prólogo

Aloe vera, la planta medicinal por excelencia

Detenerse en el estudio la planta de aloe es volver la vista hacia el pasado. Los mayas la denominaban «fuente de juventud». Los egipcios, «planta de la inmortalidad». En México todavía hoy se la conoce con el nombre de «Sábila»: «la sabia». Durante siglos, sus propiedades terapéuticas han despertado la fascinación y veneración de las distintas civilizaciones.

Tener una planta de aloe vera en casa es tener un trozo de porvenir en la repisa, puesto que sus múltiples agentes activos tienen la facultad de conservarnos jóvenes y vitales. A primera vista, no es una planta muy espectacular. Sus hojas verde-grisáceas, carnosas y robustas, causan una impresión de frialdad y distanciamiento. La suya es una belleza austera que guarda celosamente sus tesoros.

El aloe vera es una planta medicinal de larga y probada eficacia. En la actualidad, ninguna otra planta curativa despierta tanto interés. Ya sea en forma de extracto o de jugo, el aloe vera se utiliza por sus propiedades beneficiosas para la salud, el bienestar y la belleza. ¿Cómo se explica el auge de popularidad que ha experimentado esta planta? ¿Son sus múltiples aplicaciones una estrategia de marketing o se trata de una verdadera medicina natural? En estas páginas nos sumergiremos en su estudio y descubriremos la verdadera planta del aloe vera: su historia desde las civilizaciones antiguas hasta nuestros días; su cultivo (dónde crece, sus cuidados); y sus aplicaciones (en virtud de las cuales cura y embellece). Con este objeto, este libro proporciona una serie de propuestas prácticas de aplicaciones curativas y la elaboración de sencillas, pero eficaces recetas de belleza. Los que deseen experimentar en la cocina con aloe vera también encontrarán recetas con las que disfrutar cocinando. Déjese sorprender por el aloe vera.

Belleza exótica con historia

La historia demuestra que Nefertiti y Cleopatra utilizaban extracto de aloe vera para el cuidado de la piel. Los sumerios la empleaban por sus propiedades curativas, y los chinos también la consideraban una medicina curativa. Alejandro Magno trataba las heridas de sus soldados con el jugo de sus hojas. El médico griego Dioscórides describía las propiedades curativas del aloe vera en un libro sobre las plantas medicinales del mundo. Los mayas también conocían muy bien esta planta. La planta de aloe vera no llegó a Europa hasta el siglo XVII. A partir de entonces los marineros siempre llevaban plantas de aloe vera en sus viajes, a las que consideraba verdaderos «médicos en macetas», y con las que trataban sus heridas. La naturaleza de las 300 especies de aloe vera que se encuentran en el mundo todavía no ha sido completamente estudiada. Una gran variedad de especies pertenecen a la familia de la planta de aloe vera, cuya composición química completa todavía se desconoce. Por lo que respecta a las enfermedades de la historia de la humanidad más reciente, no podemos recurrir a la experiencia y el saber de siglos pasados. *El aloe barbadensis Miller*, nombre científico del aloe vera es, según los conocimientos actuales, la variedad de aloe más beneficiosa, y se utiliza con fines cosméticos y curativos. A pesar de que las investigaciones más recientes han desvelado muchos de sus secretos, además de sacar a la luz unos 250 de sus agentes activos, debemos estar atentos a lo que la planta de aloe nos depara en el futuro, ya que seguro nos reserva alguna grata sorpresa.

El nombre de la planta habla por sí misma: «aloe» es la adaptación latina del árabe «alloeh», del sirio «alwai» o del hebreo «halal», que significa «sustancia amarga y brillante». Con esta palabra se hace referencia al descubrimiento del jugo que reside en la pulpa de la planta, bajo la fuerte piel de su hoja.

Capítulo 1
Cómo curarse con aloe vera

Cómo utilizar el aloe: consejos generales

El caso es que debido a la publicidad, las recomendaciones entusiastas de sus amigos o las páginas precedentes le gustaría probar el aloe vera, pero ello le plantea al menos tres preguntas:

- ¿Cómo utilizar correctamente esta extraordinaria planta?
- ¿Tiene contraindicaciones?
- ¿Qué marca se debe emplear?

Para responder a las dos primeras preguntas este capítulo le presentará el abecé del aloe.

En cuanto a las diferentes marcas en venta, no nos corresponde anunciar más un producto que otro. Nos limitaremos a dar una idea de las formas en las que se encuentra dicha planta. Le enseñaremos a leer las etiquetas y a no dejarse engañar por las promesas milagrosas de ciertos fabricantes.

No se equivoque

Cuando hable de usos y contraindicaciones del aloe debe diferenciar debidamente entre:

- El aloe farmacéutico (aloe del Cabo, aloe *soccotrina*, aloe Curaçao, etc.) y las preparaciones oficinales (por ejemplo tinturas) a menudo fabricadas a partir de la savia presente en la *corteza* del aloe;
- el aloe homeopático fabricado a partir del aloe farmacéutico;

- el gel mucilaginoso de la hoja fresca del aloe vera (o de sus variedades locales);
- el gel o jugo comercial que se extrae del gel mucilaginoso de la hoja fresca y que según el productor es conservado correctamente o no.

Examinemos ahora con más detalle estos diferentes productos.

1. Cómo utilizar el aloe farmacéutico

El aloe farmacéutico es el resultado de los procesos de transformación tradicionales que permitían conservar la savia amarillenta presente en el aloe. La oxidación que conllevan esas técnicas favorece una cristalización de la aloína de efectos tóxicos o irritantes. Se puede conseguir aloe farmacéutico en forma de resina, polvo o píldora. En píldora suele ir asociado con otras plantas.

El aloe farmacéutico es mucho menos empleado de lo que aún lo era en los años cuarenta. Puede que incluso sea difícil de encontrar. A pesar de todo, aquí encontrará la lista de sus indicaciones y contraindicaciones. Por contraste podrá apreciar la rica variedad terapéutica de la hoja fresca y de las preparaciones modernas de gel de aloe vera estabilizado.

a. Para uso interno

La ciencia oficial considera que el aloe farmacéutico es ante todo una sustancia laxante. Actúa ante todo sobre el intestino grueso y desencadena la defecación en un plazo de entre ocho y diez horas. El aloe farmacéutico es particularmente útil en caso de estreñimiento crónico pues no crea adicción.

No obstante, en la mujer dicho producto no es un buen purgante en caso de estreñimiento agudo. En efecto, la dosis purgante necesaria congestiona muchísimo los órganos abdominales y la afluencia de sangre corre el riesgo de desencadenar menstruaciones e incluso abortos. En dosis pequeñas, el aloe tiene virtudes positivas, tónicas y facilita la digestión gástrica.

En dosis pequeñas y combinado con el hierro, también es indicado para tratar la anemia.

b. Para uso externo

La tintura de aloe es un buen cicatrizante. También puede emplearse para las quemaduras.

Contraindicaciones del aloe farmacéutico

Evítelo si padece de diarrea, desórdenes cardíacos, varices, hemorroides o si está embarazada.

2. Cómo utilizar el aloe homeopático

Bien dosificado en disolución homeopática, el aloe tiene especialmente un efecto estreñimiento útil para tratar la diarrea o la disentería. Recordemos que en homeopatía se trata una enfermedad con una dosis infinitesimal y «dinamizada» de un producto capaz de provocar los mismos síntomas en una persona sana. En otras palabras, se combate el mal con el mal: el aloe farmacéutico, que generalmente es un laxante, se convierte en un producto apto para el estreñimiento cuando es diluido y dinamizado según los principios de la homeopatía. De ahí su utilidad para combatir la diarrea y la disentería.

En su *Précis d'homéopathie* (Éditions. Douin), R. Robert también menciona las indicaciones siguientes:

* abdomen pesado, caliente y abombado;
* pesadez en el bajo vientre y el recto;
* deposición involuntaria o emisión de ciertas materias al expulsar gas (inseguridad del esfínter: no se sabe lo que se expulsará, gas o deposición);
* incontinencia de las deposiciones sólidas;
* erupción de hemorroides sangrantes, muy dolorosas tras la deposición;
* lumbago alternado con cefalea y hemorroides;
* cefalea tras los globos oculares con necesidad de cerrar los ojos.

13

3. Cómo utilizar la hoja fresca

La hoja fresca tiene efectos más poderosos que los extractos de aloe vera, por muy bien conservados que estén. Lo ideal es pues emplear la planta fresca. Si aún no tiene un aloe vera en casa, cómprese uno. No lo lamentará. Además de ser bastante bonita, antes o después esta planta le será útil para los primeros cuidados.

Las 4 etapas para extraer el gel

Si desea usar la planta fresca, lo más sencillo es proceder del siguiente modo:

- Corte preferentemente una hoja de abajo. Salvo obviamente las que están más o menos secas, las hojas de abajo son las más maduras y gordas. Son las que poseen más efecto terapéutico y contienen más gel. A lo sumo puede emplear una hoja de arriba cuando empiece a doblarse o si está un poco dañada. Pero como su eficacia es menor, mejor que reserve su uso para problemas leves.
- Deje que se escurra toda la savia amarillenta antes de utilizar la hoja. Dicha savia podría resultar tóxica o irritante. Incline la hoja para acelerar el goteo (el grueso de la savia se acumula en la parte baja de la hoja). Primero deje escurrirse el líquido amarillento que es irritante y purgante.
- Cuando acabe, corte la hoja longitudinalmente en dos.
- Saque el gel translúcido que es la única parte de interés terapéutico. Rasque la hoja con una cuchara evitando clavarla en la corteza, que todavía puede contener savia. Mejor utilizar una cuchara porque un cuchillo podría cortar fácilmente la corteza con lo que el resto de la savia se mezclaría con el gel.

a. Para uso interno

Si no se mezcla con la savia amarillenta presente en toda la corteza exterior de la hoja, el gel mucilaginoso no es tóxico ni provoca alergias. A lo sumo puede tener un efecto laxante moderado en casos aislados. Tenga cuidado en emplear sólo la hoja fresca. Si la hoja no está fresca, corre el riesgo de tener un poco de náuseas, y además será menos eficaz. Puede consumir el gel mucilaginoso tras haberlo batido, o cortarlo en cubos y servirlo con la ensalada. Observe de hecho que en ciertos países se añade habitualmente a la comida de cada día. En la India, por ejemplo, se mezcla el aloe vera con la sopa o el pan. También existen recetas en las que se mezcla el gel con vino. Respecto al gusto le advierto que no es una delicia. El gel tiene un sabor más bien amargo que puede desagradarle. Por eso le aconsejo que combine el aloe vera con otra cosa (líquido o sólido) para tragarlo. Mejor mézclelo con un líquido o alimento frío. Una bebida o plato demasiado caliente puede mermar su poder de acción al destruir ciertos componentes. Evite al menos cocer el aloe vera al mismo tiempo que el alimento o la bebida.

b. Para uso externo

Para uso externo nunca use la savia de la corteza sola. Puede ser irritante para la piel o simplemente inoperante, sin embargo, en cataplasmas no tema combinar el gel con la corteza. Se ha observado que en el caso de las cataplasmas la combinación de la corteza y el gel actúan más rápidamente. Pero, para evitar toda reacción alérgica, ¡espere a que la savia amarillenta se haya escurrido completamente antes de usar la hoja!

Opere del siguiente modo:

- Tras dejar escurrir la savia amarillenta, corte la hoja en dos y aplique una mitad de la hoja sobre la zona que debe tratar. No olvide tampoco quitar los pinchos de la corteza, sobre todo si la zona es sensible.
- Un punto importante: tanto si aplica el gel con o sin la corteza, ¡limpie bien la herida! Debido a las propiedades penetrantes del aloe vera puede que se introduzcan impurezas en la piel que agraven la infección. Ello explica algunas de las reacciones alérgicas al aloe vera.
- Como la piel absorbe enseguida el aloe, sustituya la cataplasma a los 20 minutos o una hora según hayas aplicado mucho o poco gel. No olvide limpiar a fondo el lugar tratado antes de volver a aplicar un trozo de hoja.

- Otro punto importante: si trata el ojo, utilice sólo gel.

Observación: me han referido especialmente un caso de deshidratación de la piel a resultas de la aplicación del gel de la hoja fresca para tratar el eczema. El tratamiento funcionó el día mismo, pero provocó una deshidratación de la piel. Para evitarlo, tiene dos soluciones: mezcle el gel con aceite de oliva o de almendra dulce, o si no opte por preparados comerciales de aloe vera.

Sin embargo, casos de este tipo no son sino excepciones que confirman la regla: el aloe vera no tiene efectos secundarios. Y tras semejante afirmación hay mucho más que breves investigaciones con animales. ¡Hay siglos de experimentación con el ser humano! En definitiva, las únicas reticencias verdaderas conciernen al aloe farmacéutico, es decir, al uso de la savia presente en la corteza.

Para conservar el gel, páselo por la batidora y métalo en la nevera. Hágalo inmediatamente después de haber cortado las hojas. Así podrá preservar buena parte de la eficacia del gel durante unos quince días, o un mes como máximo.

Puede conservar el gel más tiempo poniéndolo en alcohol. Pero lo mejor es no demorarse en su uso.

No olvide que todo oscurecimiento del gel indica que el proceso de oxidación ha empezado a causar estragos.

4. Cómo utilizar el jugo o la gelatina de aloe vera estabilizado

También se vende gel de aloe vera «estabilizado» mediante diversos procesos que varían según los fabricantes. Salvo raras excepciones el aloe vera estabilizado no es nada tóxico ni provoca alergia. A lo sumo, si es de mala calidad el producto manufacturado no actúa. Puede encontrar este tipo de preparado en las farmacias o las tiendas de productos naturales. También puede conseguirse a través de redes de distribución privadas que operan según el principio de venta con múltiples niveles («red de marketing»).

a. Para uso interno

Para uso interno siempre existe jugo embotellado. Sin embargo no olvide que incluso en forma de jugo o gel para beber el aloe vera conserva su «intenso» sabor. Pero no es mucho peor que el pequeño estremecimiento que siente cuando bebe cerveza o ginebra por primera vez. Normalmente se acostumbrará al sabor del aloe vera a medida que constate sus beneficios. Algunos acaban por adorarlo (¡yo entre ellos!).

Si realmente el sabor le desagrada mucho, mézclelo con zumo de fruta o cualquier bebida que le guste. También puede comprarse aloe vera cortado con zumos de fruta (arándano, limón, etc.). El resultado puede ser un producto excelente, muy cercano al natural y con al menos un 50% de gel de aloe vera. No obstante, algunos de esos productos pueden contener hasta un 98% de gel puro. Tal es el caso de ciertos productos que han recibido la garantía de calidad del International aloe Science Council (IASC).

De hecho, si el sabor del jugo de aloe vera puro (no cortado con un zumo de fruta) es «demasiado bueno», desconfíe. Quizás ha sido edulcorado hasta el punto de haber perdido muchas de sus propiedades. Nunca olvide que la intensidad del gusto amargo es un excelente indicio de la calidad del producto. Para verificar los productos, pruebe el gel de la planta fresca y podrá comparar mejor.

Si prefiere atenuar el sabor amargo del aloe vera puro, puede comprar simplemente jugo o gel puro para beber y añadirle usted mismo el zumo de fruta. Así estará segura de no consumir un producto fraudulento.

> ADVERTENCIA: si es alérgico a los sulfitos, evite las bebidas y los geles a base de aloe vera. Varios productos pueden contener sulfitos sin por ello mencionarlo en la etiqueta.
>
> Precisemos que los sulfitos son agentes conservantes que sólo representan un riesgo para las personas alérgicas a ellos. Los demás no tienen nada que temer.

b. Para uso externo

Haga lo siguiente:

- Aplique generosamente cada veinte minutos o cada hora según el caso.

- Limpie a fondo la herida o la piel antes de cualquier aplicación previa y aclara bien antes de cualquier nueva aplicación.
- Deje tiempo para que el producto actúe y repita el proceso cuantas veces sea necesario para obtener resultados satisfactorios.
- No emplee un producto demasiado viejo.

ADVERTENCIA: se han observado unos pocos casos de irritación cutánea a resultas de la aplicación de cremas a base de aloe vera (Morrow, D. M.; Rapoport, M. J.; Strick, R. A.; «Hypersensitivity to Aloe», *Arch Dermatol*, 116, 1980, págs. 1.064-1.065).

Normalmente, menos de un 1 % de la población es alérgica al aloe vera. Se trata de una media muy honrosa si pensamos que productos corrientes como la leche o muchos medicamentos en venta son tanto o más susceptibles de provocar reacciones alérgicas.

Para saber si es alérgico al aloe vera basta con aplicar un poco de gel fresco o de extracto de aloe vera en lugares *discretos* del cuerpo (en general la sangría del brazo o detrás de la oreja). Observe si pasados unos minutos o una hora de la aplicación de aloe vera se produce una irritación, prurito o una erupción cutánea.

Si ese es el caso, podría ser que el aloe vera no le conviniese.

Sin embargo, antes de culpar al aloe vera, pruébelo varias veces y asegúrese de la calidad del producto. Compare con gel de la planta fresca u otra marca. Algunas sustancias que sirven para conservar el producto son quizás las verdaderas culpables.

También puede ocurrir que la crema reaccione con un producto que antes haya extendido sobre la piel (crema de afeitar, desinfectante: cosmética química, etc.).

Observación importante

En caso de enfermedad grave, no interrumpa por iniciativa propia un tratamiento médico en curso para probar el aloe. Si desea modificar su tratamiento, consulte a un terapeuta abierto a las medicinas naturales. Nada le impide usar gel de aloe como complemento de un tratamiento clásico.

Pero, insistimos, no confunda los modernos preparados obtenidos a partir de gel de aloe vera con el aloe oficinal. Este último no debe ser empleado a la ligera y su uso se limita a ciertos casos precisos.

Capítulo 2

La planta de las quemaduras

Quemaduras graves o benignas

Tradicionalmente, el aloe vera era conocido sobre todo por sus propiedades digestivas y purgantes, pero también por su eficacia en el tratamiento de quemaduras. ¡Hasta el punto de ser llamada la *planta de las quemaduras*! De hecho, es en el tratamiento de las quemaduras donde el aloe vera ha demostrado más su eficacia a los investigadores, tanto en el ámbito experimental como en el clínico.

El diccionario francés *Bescherelle* de 1861 ya refería que: «La pulpa de las hojas del aloe *soccotrina* aplicada sobre las quemaduras más graves neutraliza casi instantáneamente el dolor; renovada dos o tres veces cada veinticuatro horas previene los accidentes mórbidos que dichas quemaduras ocasionan casi siempre».

Esta propiedad ya era pues conocida por los médicos del siglo XIX, pero fueron necesarias las investigaciones realizadas en 1935 por Collins padre e hijo para que encontrase su plena legitimidad. Estos trataron con gran éxito a pacientes con graves problemas cutáneos causados por los rayos X, una tecnología que en la época aún no se dominaba bien.

De ahí siguieron numerosos estudios sobre la cuestión. De hecho el aloe vera entró oficialmente en el universo de la ciencia moderna a través del tratamiento de las quemaduras provocadas por la radiación.

Un caso de quemadura termal

En 1937 y 1939, el doctor J. E. Crewe explicó en el *Minnesota Journal of Medicine* sus experimentos con el aloe, en especial el caso de un paciente que había entrado hasta las rodillas en una cuba de agua hirviendo. El accidente había ocurrido en una fábrica de conservas donde trabajaba. Las quemaduras eran tan graves que una parte de la piel de la superficie se despegó cuando se quitó los pantalones. Incluso la capa profunda de la piel había sido afectada.

El doctor Crewe fabricó un ungüento compuesto en partes iguales por polvo de aloe y aceite mineral, todo ello mezclado con una base de vaselina. Extendió el ungüento sobre un trozo de gasa estéril con el que envolvió las piernas de su paciente.

El dolor disminuyó considerablemente. No hubo infección, la curación fue rápida y sin cicatrices. En unos diez días toda irritación cutánea había desaparecido. El hombre volvió al trabajo en menos de tres semanas después del accidente. Crewe también cita numerosos casos de niños a los que también se les ha tratado con éxito quemaduras mayores o menores.

Un caso de quemadura grave en una anciana

Me han explicado el caso de una anciana que se repuso admirablemente de heridas de segundo y tercer grado en la espalda y los brazos.

Ella estaba en traje de baño cuando alguien pasó a su lado con una sartén llena de aceite hirviendo y, al tropezar, le tiró el contenido encima. La señora fue ingresada inmediatamente en el hospital. Primero la trataron con crema Flamazine, a base de óxido de plomo.

Como el tratamiento tardaba en dar resultados y existía un riesgo de saturnismo (debido al óxido de plomo), pidió probar un gel de aloe vera estabilizado que le recomendaba su hija. Con el permiso del médico, empezó a aplicárselo cotidianamente.

Aproximadamente un mes y medio más tarde, todo estaba tan bien cicatrizado que pudo abandonar el hospital (es decir, ¡dos meses y medio antes de la fecha prevista!).

Progresivamente, la piel se reformó. Dos años y medio después del accidente, las últimas noticias hablaban de que más de la mitad de la superficie quemada había recuperado su pigmentación normal.

Tan eficaz como la penicilina

El Chicago Bum Center de la Universidad de Chicago es sin duda uno de los lugares donde más se han estudiado los efectos del aloe vera en el tratamiento de las quemaduras.

Entre los estudiosos del tema, los doctores Martin C. Robson y John P. Heggers han analizado en particular los efectos de una crema comercial, *Dermaide aloe* (de la Dermaide Research Corporation, Illinois), para demostrar sus propiedades bactericidas y antiinflamatorias. Además, lo han experimentado tanto entre los seres humanos como en los animales.

Sus investigaciones barrieron toda duda sobre la capacidad del aloe vera para tratar las quemaduras, tanto si estas han sido provocadas por una descarga eléctrica, como por agua hirviendo, radiaciones, frío o fuego.

De uno de sus estudios, efectuado en 1980, se desprende que el aloe vera resultaba tan eficaz como la penicilina para tratar las quemaduras y reducir las cicatrices. En el grupo de control, el 25% de los pacientes padecían de eritemas, prurito y cicatrices deformantes, frente a menos del 10% en los grupos tratados con aloe vera y penicilina. El estudio se refería ante todo a la mejor manera de seguir tratando las quemaduras graves tras las primeras etapas del tratamiento (es sabido que cuanto más dura la inflamación en el lugar de una quemadura, más irregular e hipertrofiada será la cicatriz).

Esto confirma pues las propiedades antiinflamatorias y cicatrizantes del aloe vera. Se trata de un descubrimiento capital si se tienen en cuenta las posibles complicaciones de la penicilina, complicaciones que, sin embargo, no se dan con el aloe vera. Esta no toxicidad del aloe vera puede resultar útil en muchos otros casos de quemaduras.

¿Por qué el aloe vera es eficaz en caso de quemaduras?

Para los investigadores antes mencionados, la eficacia del aloe vera pueden explicarla tres de sus principales propiedades:

- Ya sea debido a la presencia de ácido salicílico (de efecto similar a la aspirina), a su alto contenido en lactato de magnesio, o incluso a una sinergia de ambos, el caso es que tiene un efecto anestésico.
- Tiene un efecto microbicida contra muchos microbios, en particular los agentes frecuentemente responsables de las infecciones en las quemaduras.
- Gracias a su acción anticoagulante y antiinflamatoria puede

dilatar los capilares, favoreciendo la afluencia de sangre al lugar en que se aplica. Contiene efectivamente sustancias que bloquean la síntesis de la prostaglandina y la tromboxina responsables de la vasoconstricción.

Recomendaciones para tratarse con aloe en caso de quemadura:

- En caso de quemadura es crucial lavar cuidadosamente el lugar afectado, tanto si se trata de una simple ampolla como de una herida purulenta. A causa de sus propiedades formidablemente penetrantes, el aloe vera hace penetrar consigo todo el polvo, suciedad y bacterias que hay en la superficie de la parte quemada. Dicha limpieza es, sin duda, especialmente importante en las quemaduras, tan propensas a infectarse, tan difíciles de curarse sin dejar cicatrices.
- Tampoco olvide que cuanto antes se emplee menos cicatrices tendrá. Y aplíquelo en cantidades generosas varias veces al día...
- ¡Un truco sorprendente y poco conocido! En caso de quemaduras graves, existe una manera muy simple de favorecer una curación más rápida y completa. Se trata simplemente de refrescar la quemadura durante unos veinte minutos con agua corriente. Dicha medida reduce la temperatura de la piel e impide que esta continúe quemándose.

Sabañones

Cuando se congela una parte del cuerpo, en esa parte se produce una progresiva necrosis de los tejidos. Eso es debido especialmente a la formación de tromboxina y prostaglandina, sustancias que bloquean la microcirculación sanguínea. No es pues muy diferente de lo que ocurre cuando una persona se quema.

Así, en el transcurso de un estudio realizado por el equipo de Robson y Heggers, se prestó especial atención a los efectos del aloe vera sobre los sabañones. Veinte conejos blancos de Nueva Zelanda fueron divididos en cinco grupos. Se les congeló una oreja de tal modo que la pérdida total de tejidos era segura en caso de no ser tratados. Junto a un grupo de referencia que no recibió ningún tratamiento, otros tres grupos fueron tratados con medios clásicos, y el grupo restante con una crema a base de aloe vera. El tratamiento se inició a partir del momento en que las orejas se hubieron descongelado. Durante cuatro días los tratamientos se aplicaron cada ocho horas.

Resultado: el aloe vera funcionó tan bien como las demás sustancias que mantienen la microcirculación indispensable para la supervivencia de los tejidos.

¿Qué hacer ante un sabañón?

* Sobre todo no frote la zona afectada, ni con la mano ni con nieve (¡como algunos creen que conviene hacer!).
* Agite las partes afectadas para mantener la circulación sanguínea.
* Si es posible, empiece a entrar en calor con una bebida caliente (té, tisana, etc.).
* No intente descongelar la parte afectada con agua demasiado caliente o acercándola a una fuente de calor como una lámpara, radiador, sartén, etc. Aún peor, si la parte congelada está demasiado cerca de una poderosa fuente de calor, corre el riesgo de quemar simplemente los tejidos afectados. En efecto, su insensibilidad no le permite evaluar la intensidad del calor.
* Caliente simplemente la parte congelada mojándola en agua tibia, cubriéndola con un tejido grueso o incluso situándola sobre una parte del cuerpo que esté caliente. Si lo que tiene congelada es la mano, puede ponerla bajo las axilas o sobre el vientre.
* Cuando la zona 'congelada' recupere su color normal, deja de calentarla, pero asegúrese de que no corre el riesgo de congelarse de nuevo.
* Todo depende obviamente del grado de enfriamiento, pero en algunos casos no hay otra opción que avisar a un médico.
* Cuando la zona esté suficientemente descongelada y la situación no sea muy crítica, aplique aloe vera.

- No olvides que una zona que ya ha padecido un sabañón corre el riesgo de congelarse mucho más rápidamente en adelante (y sobre todo los días siguientes). Si se trata con aloe, disminuye ese riesgo.

Quemaduras solares

«Mi mujer y yo habíamos estado pescando en la Isla Padre durante unas ocho horas. Nos habíamos protegido la parte alta del cuerpo con aceite solar pero nos olvidamos de proteger las piernas. A la mañana siguiente fuimos incapaces de levantarnos de tan quemado que teníamos el dorso de las piernas. Finalmente, nuestra criada mejicana entró en la habitación y vio en el estado en el que nos encontrábamos. Corrió a su casa y trajo una gran hoja de aloe vera. Con gran habilidad, peló la hoja y aplicó la gelatina sobre nuestras piernas. En menos de media hora los dos pudimos levantarnos. Sin embargo, permanecimos en cama con la gelatina de aloe vera sobre las piernas. No hubo pues ni dolor, ni aparición de ampollas ni por consiguiente cicatriz.»

Así es como el dentista tejano Ellis G. Bovik narra su primer encuentro con el aloe vera en un estudio publicado en 1966. Ese es sin duda el primer testimonio oficial de un uso muy antiguo del aloe vera: el tratamiento de las quemaduras solares.

En Australia, una persona de cada dos padece un cáncer de piel pasados los cincuenta años. En Estados Unidos hay hoy en día un 1.000% más de cáncer de piel que en 1930. En Quebec, la incidencia de este tipo de cáncer ha crecido en un 40% en los últimos diez años. Principal acusado: el sol. De hecho se observa que el 90% de las veces los cánceres de piel se manifiestan en las zonas del cuerpo expuestas al sol. Ponerse moreno es literalmente «jugarse la piel». El dermatólogo canadiense Gary Sibbald no duda en afirmar que «tomar el sol es exponer la piel a los rayos ultravioletas para dañarla hasta que se ponga morena».

Estas verdades nunca se repetirán lo suficiente. En efecto, un reciente estudio afirma que en Estados Unidos el 44% de la gente tratada por un cáncer de piel sigue tomando el sol. De estos, un 38% no utilizan cremas solares.

Proteger la piel de las quemaduras solares es otra excelente aplicación del aloe vera. Ya están a la venta varias cremas solares a base de aloe vera.

Obviamente, se debe tener en cuenta el índice de protección (al menos 15), pero también verificar si el aloe vera está presente en concentraciones suficientes (y no sólo de forma «simbólica» con fines de marketing).

De hecho, en caso de quemadura solar, el aloe vera alivia la irritación, refresca la piel y favorece una curación rápida, igual que para cualquier lesión cutánea, quemadura o picadura de insecto. También está indicado para eliminar ciertas consecuencias de las exposiciones prolongadas, especialmente las manchas oscuras.

Un estudio reciente

Cabe destacar un estudio reciente sobre ratones que tiende a aportar una base científica a este antiguo uso del aloe vera. Dicho estudio fue realizado por investigadores de la Universidad de Texas y publicado en el *Journal of Investigative Dermatology* (vol. 102, nº 2, febrero de 1994). Los resultados obtenidos sugieren que en caso de una fuerte exposición a los rayos solares, el aloe vera no sólo frena los daños causados al sistema inmunitario, sino que devuelve su funcionamiento a la normalidad. Obviamente, todavía quedan investigaciones por hacer en los humanos.

Otros tipos de quemaduras y calentamiento de la piel

El aloe vera es eficaz para todo tipo de quemaduras o calentamiento de la piel. Utilícelo cuando tenga ampollas por haber sujetado mucho tiempo el mango de una herramienta o tras haber llevado una mochila. Aplique también aloe vera a las ampollas o enrojecimientos provocados por una prenda irritante para la piel (como el sujetador).

Utilícelo para las quemaduras causadas por la electricidad. El aloe vera también está muy indicado para curar los muslos irritados de un bebé. También se recomienda en caso de quemaduras causadas por el viento o una maquinilla de afeitar eléctrica. En general, el aloe vera alivia todas las formas de irritación cutánea, cosquilleos, pruritos, etc. Favorece la cicatrización y, si es aplicado enseguida, previene la aparición de cicatrices.

Si resulta que «arde» de impaciencia, pruebe también el aloe vera. Alivia naturalmente el sistema nervios.

Recomendaciones para evitar las quemaduras solares

- Recuerde que los médicos aconsejan vehementemente aplicar cremas solares media hora antes de cualquier exposición prolongada al sol.
- Utilice un producto que proteja a la vez contra los rayos UVA y UVB y que posea un índice de protección mínimo de 15.
- Repita la aplicación cada dos horas. Aunque no por ello puede pasarse todo el día al sol.
- Evite especialmente exponerse en el período entre las once de la mañana y las tres de la tarde, que es el más peligroso del día.
- Una sombrilla no protege tanto como uno piensa: el sol se refleja en el agua y la arena.
- Incluso cuando hay nubes el sol puede afectarle.
- Si compra una crema solar de aloe vera, asegúrese de que es de excelente calidad y que contiene aloe vera en cantidad suficiente.
- Si sospecha que se ha quemado o ha superado la «dosis», por poco que sea, aplique inmediatamente gel de aloe vera.

Capítulo 3
Dificultades gastrointestinales

Estreñimiento

Si consulta nuestras farmacopeas y diccionarios modernos, verá que sólo definen el aloe como un purgante o laxativo. Sin embargo, ni los extractos de aloe ni la aloína son purgantes propiamente dichos. Son laxantes empleados en el estreñimiento crónico, pues ese tipo de preparado tarda entre ocho y doce horas en actuar. La dosis exigida para tener un efecto purgante inmediato es francamente tóxica y puede implicar especialmente calambres intestinales.

¿El gel para beber es un laxante suave o un tónico gastrointestinal?

El consumo de gel aloe vera fresco o estabilizado no ejerce ninguno de esos efectos purgantes a veces violentos asociados a los extractos de aloes tradicionales. Sin embargo, el gel puede actuar como un suave laxante gracias a sus efectos reguladores sobre la función gastrointestinal. El aloe vera permite entre otras cosas normalizar el peso y contenido en agua de las deposiciones y, por tanto, eliminar el estreñimiento crónico, tal como demostró el célebre nutricionista americano Jeffrey Bland en su estudio «Effect of Orally Consumed aloe vera on Gastro-intestinal Function in Normal Humans» (Preventive Medicine, marzo/abril de 1985).

Según Jeffrey Bland, como no provoca diarrea, el jugo de aloe vera no puede ser considerado un «verdadero» laxante. Por ello sería más propio hablar de su acción tónica sobre el intestino.

Modo de empleo para utilizar la savia de aloe como laxante

Administrada para uso interno, la savia pura de la corteza (con o sin pulpa) es un laxante totalmente desaconsejado. Quienes lo han probado han po-

27

dido constatar sin duda sus poderosos efectos laxantes, pero también han sufrido violentos desórdenes gastrointestinales, a veces durante varios días. Por el contrario, si esta savia se diluye en una gran cantidad de agua y se toma de vez en cuando, no debería plantear problema alguno.

Recordemos que esta savia es el líquido amarillento que a veces se escurre cuando corta la hoja. Si quiere conseguir una buena cantidad, ponga la hoja cortada en un recipiente procurando que la hoja esté inclinada para que la savia fluya mejor. Algunos se limitan a poner trozos de corteza en un recipiente lleno de agua que después guardan en la nevera.

Diarrea, disentería, tifoidea, etc.

¡Viva el turista!

El espectro de la diarrea acecha a quien visita los países cálidos. Incluso con precauciones estrictas con el agua y la comida, los turistas casi nunca se libran de esta desagradable iniciación. Pueden necesitar dos o tres días para adaptarse (¡de ahí lo absurdo de las estancias breves en esos países!).

El jugo o el aloe vera (o sus variedades regionales) que encontramos en la mayoría de países cálidos actuará preventivamente como tónico gastrointestinal. También será bastante útil si hay complicaciones a la vuelta.

De hecho, en forma de píldoras homeopáticas, el aloe le permitirá combatir eficazmente la diarrea.

Recomendaciones en caso de diarrea:

- Tampoco olvide beber mucho para combatir la deshidratación característica de la diarrea. Obviamente, beba sólo agua pura o hervida, té o incluso bebidas gaseosas.
- Al principio, beba «líquido»: sopa de zanahoria, agua de arroz, etc. Después, a medida que la crisis se atenúe, empieza a comer los siguientes alimentos, que tienen efecto de estreñimiento: plátanos, arroz, tostadas. Mastique bien. Aparte los alimentos con muchas proteínas o fibra, los platos fritos, las legumbres crudas, los productos lácteos, los dulces. En suma, todo lo que pueda irritarle el intestino.

Disentería y tifoidea

En su *Historia Natural*, Plinio ya mencionaba el uso de aloe para tratar la disentería. En su época, se atemperaban las manifestaciones de disentería inyectando aloe fresco en los intestinos con una pera para lavativas. El aloe vera también puede estar indicado para la disentería, otra consecuencia de las estancias en los países tropicales. Las investigaciones bacteriológicas de Lorenzeti y Salisbury han confirmado la acción *in vitro* del jugo fresco del aloe vera sobre la *Shigella paradysenteriae*, es decir, la bacteria responsable de la disentería.

Dichos investigadores también han notado la acción inhibitoria del aloe vera sobre la *Salmonella typhosa* y la *Salmonella paratyphi*, que causan respectivamente la forma contagiosa y no contagiosa de la tifoidea.

Digestión

Una obra inglesa del siglo XVI, *The Herball* alude al uso del aloe *soccotrina* como digestivo: «[...] Este aloe tomado en pequeñas dosis después de cenar una ciruela hervida es uno de los mejores remedios para aliviar el estómago». Hoy en día, lo mejor y lo más sencillo es recorrer al jugo de aloe vera si tiene una digestión difícil (abombamiento, pesadez, etc.). Dosifique según sus necesidades. Si el jugo es puro, una o dos cucharadas de sopa pueden bastar.

De hecho, el aloe vera es el remedio ideal cuando coma o beba demasiado, o cuando ingiera platos con demasiadas especias.

El jugo de aloe vera también es un buen aperitivo y prepara debidamente el estómago para comer si no se siente bien.

Úlceras de estómago y duodeno

Un problema «viril»

La úlcera gástrica o la úlcera duodenal son algunas de nuestras «enfermedades de civilización» más difundidas. Síntoma clásico de un exceso de estrés, en particular en el hombre de tipo «A», son trastornos de salud en los que el componente psicosomático es especialmente evidente. Si padece alguno, sabrá hasta qué punto las crisis más dolorosas coinciden con paroxismos de tensiones psicológicas.

De hecho, las emociones extremas (agresividad, impaciencia, etc.) perturban la secreción de jugos gástricos que normalmente protegen la pared del estómago. Cuando esa secreción es excesiva, el estómago se «autodigiere» ni más ni menos, de donde resultan heridas que no cicatrizan y se vuelven crónicas.

Las úlceras nunca se deben tratar a la ligera. En los casos más graves, esas heridas pueden degenerar en perforación de la pared estomacal y provocar la muerte.

Una bendición científica

Al igual que con otros desórdenes gástricos, el aloe vera también hace maravillas en este caso. A su efecto anestesiante se añade su acción coagulante, bactericida, desinfectante, cicatrizante, pero sobre todo su capacidad de regular las secreciones de ácido gástrico.

De hecho, se trata de una de las indicaciones más antiguas del aloe vera. Muchos adeptos del aloe vera han obtenido efectivamente resultados extraordinarios en el tratamiento de las úlceras pépticas.

Pero obviamente, lo ideal es recibir la «bendición» de un sólido equipo de investigadores. Ese fue especialmente el caso de un informe preliminar publicado en 1963 por tres doctores americanos, Julian Blitz, James W. Smith y Jack Gerard, quienes probaron el gel de aloe vera emulsionado para tratar doce casos de úlceras pépticas. Los pacientes tratados sólo consumieron una cuchara sopera de dicho gel emulsionado antes de acostarse. Sus úlceras cicatrizaron rápidamente y sin ningún efecto secundario, como pasa siempre con el aloe vera, que está desprovisto de toda toxicidad incluso en grandes dosis.

De hecho, ciertos estudios demostraron la inexistencia de efectos secundarios en animales de laboratorio a los que se llenó el estómago de aloe.

La importancia de trabajar con uno mismo

Aunque el aloe en sí puede «realizar milagros», también debe poner de su parte, no sólo para aumentar sus efectos, sino también para mantenerlos.

Como ya mencionamos, el componente psicosomático de las úlceras pépticas es innegable. Queda todo un trabajo para curar sus «úlceras emocionales», esas heridas psicológicas del pasado que no cicatrizan y que intenta olvidar huyendo hacia el futuro. La ambición y el trabajo desenfrenado son maneras muy *racionales*, muy *acreditadas* de evitar un verdadero cara a cara con uno mismo.

El aloe vera sin duda puede anestesiar el dolor provocado por las úlceras, favorecer la proliferación celular normal (epitelización) y por tanto acelerar la cicatrización de esas heridas crónicas. Puede incluso regular el funcionamiento de un sistema nervioso sobrecargado e impedir la aparición de úlceras crónicas.

Pero cuando el *mal* ya esté hecho no podrá conservar ninguno de los resultados obtenidos con el aloe vera si no transforma sus hábitos cotidianos, alimentarios, etc.

Para librarse de úlceras crónicas, lo ideal es dejar de fumar, cortar con el alcohol, el té, el café, la Coca-Cola, y obviamente evitar los alimentos demasiado ácidos, demasiado ricos o con demasiadas especias. En suma, se trata simplemente de no irritar todavía más la pared estomacal, que ya lo está bastante.

Si un *sacrificio* semejante le parece demasiado exigente, intente al menos moderarse. Renunciar demasiado bruscamente a sus «válvulas de seguridad» podría aumentar sus tensiones psicológicas, que son en gran parte responsables de sus úlceras. A continuación se trata de repartir mejor su tiempo entre el trabajo y el ocio. Dominar una técnica de relajación es un elemento capital.

En estas condiciones, el aloe vera podría actuar profunda y duraderamente. Ayúdese y el aloe vera le ayudará.

Enfermedad inflamatoria de los intestinos

Dolores inexplicables

La combinación de inexplicables dolores abdominales, flatulencias y diarrea o estreñimiento constituye lo que se suele llamar el síndrome del «colon irritable». Las causas de dicho síndrome son mucho más misteriosas que en el caso de las úlceras gástricas o intestinales cuyas manifestaciones fisiológicas son evidentes.

Aproximadamente un 15% de la población padece de este mal, y durante mucho tiempo se consideró una enfermedad psicosomática. Los médicos suelen enviar a quienes lo padecen a un psiquiatra o psicólogo. De hecho, la gran mayoría de los pacientes que consultan a un doctor debido a este síndrome padecen también de diversos trastornos psicológicos, en particular depresión o ansiedad.

No siempre es «psicológico»

Investigaciones recientes lanzan una luz totalmente diferente sobre esos dolores inexplicables. Dos grupos de investigadores (uno dirigido por el doctor Douglas Drossman de la Universidad de Carolina del Norte y el otro por los doctores Martin Schuster y William Whitehead de la Universidad John Hopkins) descubrieron que sólo el 25% de quienes padecen de ese síndrome acuden al médico. También advirtieron que quienes no consultan al médico tienen síntomas igual de graves que los demás, pero que en general no sufren ansiedad o depresión. Dichos investigadores concluyeron que la ansiedad o la depresión no era la causa del síndrome de irritabilidad del colon.

Otros investigadores, como el doctor Michael Gershon de la Universidad Columbia descubrieron entonces que esos trastornos intestinales provenían en realidad de la hipersensibilidad del sistema nervioso que controla el funcionamiento de los intestinos. Cuando los nervios hiperreaccionan con la comida absorbida o al estrés, la comida puede ser empujada demasiado lentamente (estreñimiento) o demasiado rápidamente (diarrea) o provocar espasmos.

Aún no hay medicamentos disponibles

Según el doctor Gershon: «El intestino es el único órgano que posee un sistema nervioso propio independiente del cerebro y de la médula espinal» (*The Gazzette*, 1988). Ahora bien, ciertos medicamentos estudiados parecen actuar específicamente sobre las células nerviosas de los intestinos. Sin duda pasará mucho tiempo antes de que se pongan a la venta.

Por ello los pacientes deberán «tomárselo con calma». En palabras del doctor Marvin Schuster: «Podemos modificar sus síntomas... [pero]

no tenemos medio alguno para curarlos ... Los pacientes deben aprender a vivir con sus síntomas» (Ibíd.).

Buenas noticias

No por conocer la causa hemos resuelto el problema. Actualmente los expertos en la materia sólo pueden sugerir a los pacientes que eviten las situaciones o los alimentos que parecen relacionados con esos trastornos.

Sin duda es un consejo muy válido, pero ya hay buenas noticias para quienes padecen el síndrome de irritación intestinal: el aloe vera también podría actuar sobre dicho síndrome.

En su estudio «Effect of Orally Consumed aloe vera Juice on Gastrointestinal Function in Normal Humans», Jeffrey Bland menciona que varias personas que padecen de ese síndrome se han declarado aliviadas gracias al consumo de aloe vera. Examina varios parámetros gastrointestinales (pH gástrico, peso específico y composición microbiológica de las deposiciones, digestión y absorción de las proteínas) y señala que el consumo oral de aloe vera:

*   es bien tolerado entre los individuos normales y no tiene efectos secundarios negativos,
*   reduce la putrefacción intestinal,
*   normaliza el peso específico de las deposiciones, acelerando su paso en los intestinos o impidiendo la diarrea,
*   reduce las flatulencias y la hinchazón del estómago (lo que indica una disminución de la putrefacción intestinal).

En su estudio, Jeffrey Bland cita las obras del doctor Hemmings que permitieron demostrar que la degradación incompleta de proteínas de sustancias que provocan alergia (como el gluten de trigo y la caseína de la leche) puede provocar un asalto directo de los antígenos sobre la mucosa intestinal. Eso también aumenta los riesgos de desórdenes inflamatorios en los intestinos.

El estudio de Jeffrey Bland tiende a demostrar que el aloe vera puede mejorar la digestión de los antígenos proteínicos alimentarios y también reducir la actividad inflamatoria en los intestinos. Obsérvese que la acción naturalmente anestesiante del aloe vera (ácido salicílico, etc.) también podría desempeñar un papel positivo.

Mal aliento

Por su capacidad de regular el pH gástrico y su acción antiséptica en la boca, el aloe vera combate eficazmente el mal aliento. Al contrario que los otros productos habituales, puede tragarse y dejarlo actuar en el estómago, especialmente en el caso de quemaduras estomacales, una de las causas más frecuentes del mal aliento.

Flatulencia

Mucha gente lo ha constatado: el aloe vera tomado regularmente elimina las flatulencias. Tal como demostró recientemente el estudio de Jeffrey Bland, el aloe vera regula el pH en los intestinos y combate la putrefacción intestinal. De ahí su capacidad de impedir la formación de gas.

Obviamente, corresponde a cada cual corregir su alimentación si esa es la causa de la flatulencia. También puede impedir que alimentos como la coliflor o las habas de soja provoquen flatulencias. Cuando hierva coliflor, escurre el agua al cabo de dos o tres minutos y sustitúyela. O remoje sus habas al menos cuatro horas y después hiérvalas en un agua diferente. Así perderá vitaminas pero podrá eliminar las sustancias que causan las flatulencias.

Por otra parte, en muchos casos puede resultar necesaria una irrigación del colon. Ciertas clínicas naturopáticas se especializan en esta técnica de lavado intestinal *profundo*. Evite no obstante abusar de ella. Tras una irrigación del colon, beba cada día jugo de aloe vera para completar el trabajo y favorecer la reconstrucción de la flora intestinal.

Trastornos gastrointestinales en los niños

El jugo de aloe vera que suele encontrarse en venta también es muy recomendable para los niños con problemas gastrointestinales. No deben temerse efectos secundarios (vómito, irritación, etc.). Mucha gente ha declarado que al poner un poco de aloe vera en los biberones de su bebé, eliminaban sin problemas los cólicos o incluso el estreñimiento. Eso también es válido para los niños mayores.

Puede encontrar fórmulas especialmente concebidas para ellos. Como el gusto ligeramente amargo del aloe vera puede desagradar a los niños, algunas compañías le añaden sustancias naturales que le dan un sabor más agradable. De hecho, basta con que al gel para beber le añada una o dos cucharadas de zumo de fruta para resolver el problema.

Obviamente, me estoy refiriendo a productos modernos con aloe vera, no al aloe oficinal, especialmente desaconsejable para los niños.

Capítulo 4

El aloe vera en cosmética: cuidados para la piel y el cabello

A. Cómo cuidar la piel con aloe vera

Según la tradición, Cleopatra y Nefertiti apreciaban los poderes cosméticos del aloe vera. Sin duda sólo es una leyenda. Pero el caso es que en los países y civilizaciones que conocieron el aloe vera encontramos huellas indiscutibles de su uso para cuidar la piel y el cabello. Hoy en día, un número considerable de fabricantes de productos de belleza se apresuran a indicar en las etiquetas que su producto contiene aloe vera. Con todo, ¡no olvide que no es oro todo lo que reluce!

Productos de belleza: no hay que fiarse

Muchos productos de belleza distan de ser inofensivos para la piel. Muchos de ellos se componen de sustancias químicas cuyos efectos a largo plazo son nocivos o mal conocidos.

Ciertos especialistas no tienen reparo alguno en criticar este tipo de producto. Así, el dermatólogo americano Joseph P. Bark, autor de *Skin Secrets*, afirma incluso que los cosméticos son una de las principales causas de acné en Estados Unidos.

De hecho estos productos suelen resultar ineficaces aun cuando contienen sustancias naturales. Por una parte, sustancias naturales como el bálsamo, el aloe vera, la miel, las proteínas o la vitamina E suelen estar presentes en cantidades tan pequeñas que no tienen ningún efecto significativo. Por otra parte, aun cuando la supuesta sustancia natural está generosamente presente (algo más bien raro) eso no garantiza su eficacia.

Buen ejemplo de ello son los aceites minerales que encontramos en muchas lociones de belleza. En efecto, muchos especialistas de la piel coinciden en decir que los aceites minerales permanecen en la superficie de la piel y por tanto no pueden revitalizarla en profundidad. Además, esos aceites captan las toxinas. La verdad es que alteran el equilibrio epidérmico, al contrario que los aceites vegetales, cuya composición es muy similar a los aceites de la piel.

En realidad, la presencia de sustancias naturales a menudo sólo sirve para dar empaque a productos mediocres. Añádale un frasco con un prestigioso diseño y no hace falta más para crear carísimos pseudoproductos de lujo. Además, los fabricantes suelen esforzarse para matar dos pájaros de un tiro. No es excepcional que un supuesto producto de lujo también sea vendido muy barato, ¡sólo que un envase más modesto!

Afortunadamente, existen excelentes productos de belleza a base de sustancias naturales. Pero hay que estar muy atento para no dejarse engañar por una publicidad que tan bien sabe tocar la fibra sensible de la vanidad humana.

La piel exige cuidados cotidianos

Aunque el aloe vera puede mejorar notablemente el estado de la piel es inútil esperar resultados de la noche a la mañana. Sobre todo cuando el estado de la piel se ha deteriorado mucho. Ni con los mejores productos se podrán borrar en pocos días años de descuido y estrés.

Por otra parte, la piel puede estar muy obstruida por diversas razones: mal régimen alimentario, actividad hormonal desajustada, aplicación frecuente de un cosmético demasiado graso para la piel, falta de cuidados cutáneos (como no quitar las células muertas). El exceso de tabaco, alcohol y baños de sol también envejecen prematuramente la piel.

A la piel le afecta además un modo de vida estresante. Suele afirmarse que los ojos son el espejo del alma. Puede decirse lo mismo del rostro. El estrés, las dificultades y las preocupaciones crispan los músculos sutiles del rostro que, a su vez, actúan como garrotes sobre los pequeños vasos. De ahí resulta una perturbación en los intercambios celulares y un mal suministro de elementos nutritivos en la piel.

Por eso es importante asegurar el bienestar interior y aprender a relajar completamente el rostro, en particular la boca, la frente y el contorno de los ojos donde se acumulan muchas tensiones.

De hecho, para retrasar o corregir el envejecimiento prematuro de la piel, las técnicas de relajación o automasaje facial constituyen una herramienta tan indispensable como los tratamientos regulares con productos de aloe vera.

Sólo desde esta perspectiva estos resultarán totalmente eficaces.

La piel: un órgano esencial

Para algunos, la piel es una mera barrera protectora contra el medio exterior, sin más importancia que la carrocería de un coche. Por ello encuentran normal que a la larga la carrocería se deteriore, se cubra de arañazos, pierda su brillo, etc.

En suma, para ellos lo importante es proteger el motor de las intemperies, de modo que el conductor vanidoso no tenga por qué mimarla en su tiempo de ocio.

Sin embargo, para muchos especialistas, la piel no sólo es una simple capa protectora. ¡De hecho todo ocurre como si la carrocería formase parte del motor! Como queda patente en el caso de los quemados graves, nadie puede sobrevivir mucho tiempo sin piel.

Además de representar 1/6 del peso del cuerpo y ser un verdadero órgano de percepción, la piel es un órgano de eliminación tan vital como los riñones, los intestinos y los pulmones.

Eso explica por qué muchos desórdenes cutáneos suelen ser el resultado de una mala alimentación o la absorción de elementos tóxicos (especialmente en medios laborales). En efecto, a veces los desechos del cuerpo toman vías no habituales. Como cuando los riñones trabajan demasiado o están demasiado débiles y la sangre expulsa los desechos por la piel.

Por eso se suda tanto cuando se está estresado. La tensión nerviosa provoca una abundante secreción de toxinas que deben ser eliminadas de una forma u otra.

Asimismo, se ha observado la presencia de hormonas de estrés en las lágrimas (una reacción generalmente asociada al mismo estrés). También puede *sudarse* sangre (como dicen que hizo Jesús en sus momentos difíciles, por muy divino que fuese).

La eliminación por la transpiración es, pues, totalmente necesaria y debería ser bloqueada lo menos posible. Deje que la naturaleza siga su curso, por muy raro que sea. Puede incluso acelerarse con ejercicios que hacen sudar profusamente, saunas o hierbas medicinales. Lo peor que se puede hacer es bloquear u obstaculizar la eliminación, como suele ocurrir con los desodorantes o los productos de belleza corrientes.

Más adelante volveremos a hablar de las ventajas de usar aloe vera para la transpiración.

Seis buenas razones para cuidar la apariencia de la piel con aloe vera

1. El aloe vera regula el pH de tu piel

El pH sirve para medir la relación de acidez/alcalinidad. Dicha relación determina la buena salud de la piel, del cabello, de un órgano e incluso de una parcela de tierra. Se mide en una escala que va del O al 14. El pH neutro es 7. Por debajo de 7 el pH es ácido; por encima es alcalino. En el caso de la piel (a la altura de la epidermis), el pH normal oscila en torno al 5,5, es decir, ligeramente ácido. Esta ligera acidez de la piel le permite resistir mejor a los diversos microorganismos «en busca de domicilio».

Además, todos los productos que manipula (jabón, detergente, sustancias industriales), el aire (la nefasta ionización), temperatura (calefacción eléctrica) pueden afectar al pH de la piel. Con un pH que puede variar entre el 3,5 y el 4,7, el aloe vera resulta ser entonces una maravillosa herramienta para equilibrar o mantener el pH de la piel. Muchos productos de belleza suelen ser demasiado alcalinos y no convienen al pH de la piel.

Con el aloe vera en cambio no corre ningún peligro. Sus efectos reguladores y su no toxicidad lo convierten en un agente cosmético universal. El aloe vera suaviza, afina o afirma la piel del rostro según el caso. De hecho devuelve a la piel su tono normal. Sin embargo, mejor tener en cuenta la opinión de varios expertos (en este ámbito como en otros, uno no puede fiarse de la opinión de una sola persona).

2. El aloe vera penetra profundamente en la piel

Asociado a otros elementos como la vitamina E, les ayuda a atravesar la epidermis para nutrir la dermis y la hipodermis o activar la microcirculación sanguínea.

Estudios dirigidos por el doctor Ivan E. Danhof (presidente de los North

Texas Research Laboratories) han permitido incluso observar que el aloe penetraba la piel *cuatro veces más rápido que el agua*. ¡Pero toda moneda tiene su cruz! Debido a su extraordinario poder penetrante, el aloe puede traer consigo todas las impurezas o bacterias de la superficie. Antes de aplicar aloe debe, pues, limpiar a fondo la piel, sobre todo el caso de herida.

3. El aloe vera nutre la piel

Con toda su batería de vitaminas, aminoácidos y sustancias diversas, el aloe vera nutre las capas profundas de la piel. Si se combina el aloe vera con mascarillas de arcilla o frutas y legumbres frescas, el efecto es todavía más poderoso. Gracias al aloe vera, todos los elementos nutritivos que contienen penetran más profundamente en la piel.

4. El aloe vera libra a la piel de las células muertas

Gracias a la acción de sus enzimas proteínicos, el aloe vera elimina las células muertas (los enzimas proteolíticos son enzimas que hidrolizan las proteínas, es decir, que las descomponen por fijación de agua).

Una piel con buena salud es una piel cuyas células viejas se eliminan regularmente para dejar que se formen otras nuevas. Pero si las células muertas no desaparecen lo bastante rápido, se acumulan hasta formar una capa córnea que resta flexibilidad a la piel.

Mientras se es joven, la eliminación de células muertas se realiza naturalmente. Por el contrario, al envejecer, sin duda debe recurrir a buenos productos para asegurar el «relevo» celular.

Para eliminar las células muertas, existen medios probados que pueden ser utilizados solos o combinados con el aloe vera.

El guante de crin, por ejemplo, despega bastante bien las células muertas y además favorece la circulación sanguínea. Un cepillo de pelo natural es igualmente útil.

Para el rostro, puede emplear sal marina en granos muy finos. Desincrusta la suciedad y las impurezas que obstruyen la piel. Primero mójese la piel del rostro y después frótele suavemente con una pizca de sal marina.

No olvide, sin embargo, que el aloe vera tiene la ventaja de trabajar más profundamente cuando se trata de eliminar las células muertas que obstruyen la superficie de la piel.

5. El aloe vera, un regenerador celular

El aloe vera no sólo deja sitio a nuevas células, sino que asegura y acelera su pleno crecimiento gracias a sus numerosos elementos nutritivos. El gran milagro del aloe vera es que puede estimular la proliferación celular sin por ello ser cancerígeno.

Los estudios del doctor lvan E. Danhof también revelan que gracias al gel la producción de células fibroblastas en el hombre puede ser entre seis y ocho veces más rápida que en la reproducción celular normal.

Las *células fibroblastas* son células propias del tejido conjuntivo que forma la dermis de la piel. Dichas células son responsables de la fabricación del colágeno, un prótido incluido en la composición de la sustancia intercelular fundamental de la piel.

Ahora bien, sabemos que la exposición de la piel al sol o a las intemperies (frío, viento, etc.), el proceso natural de envejecimiento, los excesos de todo tipo (demasiado maquillaje, alcohol, tabaco, alimentos grasos, etc.) hacen que la piel frene su producción de colágeno. Recuerdo haber visto en la televisión a un esteticista que elogiaba la vida monacal. Según él, muchas religiosas mayores tienen una piel extraordinaria aunque nunca se hayan tomado la molestia de cuidarla. Eso se debe en gran medida a un régimen alimentario muy sobrio, sin materias grasas, y una vida regular al abrigo de los rayos del sol.

El doctor Danhof ha descubierto, pues, que el aloe vera no sólo mejora la cohesión de las células fibroplastas, sino que además acelera la fabricación del colágeno. Los polisacáridos (glúcidos que se encuentran en el aloe vera) explican su capacidad de luchar contra el envejecimiento.

Según el doctor Danhof, los polisacáridos reorganizan las células epidérmicas situadas en la parte superior de la capa córnea que protege la piel del medio exterior. Con el envejecimiento de la piel, las células de dicha capa córnea se alargan y no alcanzan su plena madurez. Entonces no retienen debidamente el agua, sin olvidar que agentes patógenos pueden penetrar profundamente en la piel. Según el caso, esta se vuelve rugosa, seca o, al contrario, demasiado grasa, etc.

Al reafirmar la epidermis, el aloe vera provoca un doble efecto. Por una parte, el rostro rejuvenece. Por otra parte, la piel vuelve a estar protegida contra los agentes exteriores nefastos y reacciona mejor a los rayos del sol.

6. *El aloe vera es a la vez un agente hidratante y astringente*

Para conservar la salud, una piel debe poseer una cantidad de agua suficiente, poco importa que sea seca, grasa o aceitosa. Ese es un papel que una crema hidratante a base de aloe vera puede cumplir a la perfección.

El aloe vera hidrata la piel gracias a su considerable porcentaje de agua (99%), y además puede conservar la humedad de la piel. En efecto, por su capacidad para reafirmar los tejidos, el aloe vera es también un astringente. Eso se debe seguramente a que contiene mono y polisacáridos así como varios aminoácidos.

Cuando llega el momento de usar una crema hidratante, debemos recordar que las hay de dos tipos: las que conservan la humedad de la piel (efecto oclusivo) y las que «atraen» la humedad del aire (efecto humidificador).

Pero como ya mencionaba la revista *East West* (enero de 1989), debe aprender a distinguir el grano de la paja:

«Las cremas hidratantes con efecto oclusivo contienen a la vez agua y un aceite. El agua impide que las células exteriores de la piel se sequen, y el aceite mantiene el agua en el interior de la piel. Varios tipos de aceite y otras sustancias sirven para fabricar estos productos. Algunos pueden humidificar sin peligro (pero sin corregir la causa del problema), mientras que otros pueden simplemente taponar los folículos o introducir en ellos sustancias químicas nocivas para la piel.

Los humidificadores contienen ingredientes que atraen la humedad, como el propileno glicol o la glicerina. Pero sin duda tienen el inconveniente de no ser selectivos con su fuente de humedad. Captan la humedad del aire o van a buscarla en las células dérmicas. Si la toman de las células dérmicas, dichas células se deshidratarán y necesitarán ser rehidratadas».

Afortunadamente, el aloe vera tiene la gran ventaja de poder actuar como agente oclusivo y humidificador a la vez. Para imaginar mejor lo que pasa cuando se aplica, piense que el aloe vera es una planta del desierto que no sólo debe conservar el agua que ya contiene, sino también esforzarse lo más posible para captar la humedad ambiente por la noche.

No obstante, en algunos casos las propiedades astringentes del aloe vera pueden imponerse a sus propiedades humidificadoras. Dicho de otro modo, el aloe vera puro podría secar ciertos tipos de piel. La mayoría de los fabricantes de productos prefieren pues combinar el aloe vera con otras sustancias para evitar semejante fenómeno.

Eso no deja de ser normativo. Los fabricantes se esfuerzan por crear productos de uso universal.

De hecho, todo depende de su tipo de piel, según tienda a ser demasiado seca o demasiado grasa.

Bien es verdad que una piel muy seca podría secarse más con gelatina pura. Si ese es su caso, use simplemente aloe vera puro con un humidificador o un aceite vegetal puro (aceite de aguacate, de oliva o de almendra dulce).

Por contra, si su piel es muy grasa y además tiene propensión al acné, las propiedades astringentes del aloe vera distarán de ser perjudiciales y podrán mejorar su piel.

Lo mejor es, pues, que experimente siempre por sí mismo. Un poco más adelante le daremos algunos consejos.

Si no desea correr ningún riesgo, elija un humidificador comercial con un buen porcentaje de aloe vera (mínimo 15%) junto a otras buenas sustancias humidificadoras. Las propiedades penetrantes del aloe vera actuarán al unísono con sus propiedades astringentes. El humidificador penetrará mejor y la humedad de su piel se conservará debidamente.

¿Qué problemas corrientes de la piel puede tratar el aloe vera?

La polivalencia del aloe vera le permite actuar sobre todos los tipos de piel. Como «adaptógeno» se adapta a su tipo de piel. El aloe vera aplicado directamente sobre la piel puede corregir una infinidad de problemas: acné, espinillas, enrojecimientos, piel seca, «piel de lagarto», celulitis, estrías, muslos irritados, cicatrices, manchas de nacimiento o de vejez, etc.

- Los efectos del aloe vera sobre el acné y los problemas de piel asociados han sido objeto de varios estudios publicados en revistas de dermatología. En su estudio clásico de 1973, los investigadores egipcios El Zawahry, Hegazy y Helal probaron el aloe vera con mujeres de entre 18 y 25 años con *acné vulgaris* mixto (comedones, pápulas, pústulas, quistes, nódulos). Al final de un tratamiento de un mes, dos de ellas habían recuperado una piel totalmente normal; en cuanto a la tercera, su piel había mejorado claramente y sólo quedaban huellas mínimas de acné.

- Existen, sin embargo, esteticistas que tratan la celulitis aplicando generosas cantidades de un compuesto de aloe vera sobre las partes afectadas, y después las cubren con una película de celulosa (en especial para acelerar la circulación linfática).

- Además del aloe vera, dichos preparados contienen entre otras cosas yedra y vareque vesiculoso que son remedios tradicionales para tratar la celulitis. Paralelamente a su acción propia, el aloe vera favorece la acción de los demás ingredientes clásicos y refuerza su efecto haciéndolas penetrar mejor en la piel.

- Para aprovechar realmente ese tipo de tratamiento, debe conservarse aproximadamente una hora. Durante tales sesiones, escuche música y relájese.

- Pero como me señalaba Denise Saint-Pierre; una fisioesteta de Quebec, «¡No hay curas milagrosas! Para luchar eficazmente contra la celulitis se requiere un enfoque global». Es decir, hay que tomar aloe vera interna y externamente, pero también hacer ejercicio, reducir los factores cotidianos del estrés, no fumar, tomar complementos vitamínicos y minerales, reducir el consumo de sal, comer alimentos muy sanos y bajos en materias grasas.

- Varios especialistas consideran también que es importante una alimentación cotidiana que incluya al menos un 50% de verdura cruda.

- Como regenerador celular, el aloe es maravilloso para curar los cortes, arañazos y desolladuras. Cuando se aplica inmediatamente, sus propiedades astringentes detienen la hemorragia y puede ahorrarse la formación de una cicatriz si el corte es profundo.

- Pero limpie con mucho cuidado: sus propiedades penetrantes favorecen la penetración de los agentes infecciosos.

- No dude en emplear aloe vera en caso de hemorragia. Según un informe del Hospital de la República en Batumi

(Georgia), el aloe es eficaz para frenar la sangre durante una ablación de amígdalas.

- El mismo informe menciona que las hojas de aloe eran prensadas para extraerles el jugo, que después era conservado en alcohol en una proporción de 20 partes de alcohol por 80 de jugo de aloe.

- Utilice también el aloe para las diversas irritaciones de la piel (escamaciones, grietas, cuerno, etc.) que aparecen al realizar las labores del hogar o manipular productos químicos.

- Las estrías, las manchas de nacimiento o vejez, los enrojecimientos diversos también responden bien al aloe vera. Dadas las propiedades astringentes del aloe, quienes siguen severos regímenes adelgazantes pueden utilizarlo para evitar las estrías. Sin olvidar a las mujeres embarazadas.

- Unte las varillas de sus pendientes con aloe vera antes de introducirlas en el agujero de los lóbulos. Cuando las varillas no son de plata ni oro, la oxidación provoca en efecto ciertos problemas.

- El aloe vera le será muy útil si su piel es alérgica a los tejidos sintéticos (el consejo vale de hecho para toda forma de alergia).

- Tampoco olvide que la mayoría de las cremas destinadas a afirmar los pechos de las mujeres que acaban de dar a luz son astringentes.

- ¿Por qué no aprovechar las propiedades astringentes del aloe vera para reforzar sus pechos? La superficie de la piel comprendida entre la base de los senos y el cuello es un sujetador natural. Si esa piel está firme y tensa, sus pechos conservarán su redondez.

- Para devolver firmeza a los senos, obviamente también está la solución clásica que consiste en rociarlos cada día con agua fría. Este método ya era conocido por célebres bellezas de la historia de Francia como Diane de Poitiers y Madame du Barry.

- Si está amamantando, el aloe vera permitirá eliminar la irritación cutánea resultante. Si desea destetar a su bebé, aplique la gelatina amarga de la hoja fresca sobre la punta de sus pezones. Todas las tradiciones que han conocido el aloe le han dado este uso. Por su parte, los muslos irritados de los bebés son otra indicación evidente del aloe vera.

- Puede atenuar viejas cicatrices aplicando generosa y regularmente aloe vera. Pero mejor prevenir que curar. Las heridas y quemaduras tratadas desde el principio con aloe no dejan casi huellas.
- Deje secar una fina capa de aloe vera antes de aplicarse el maquillaje, que así permanecerá más tiempo fresco e intacto. Además, crea una barrera que impide que las sustancias tóxicas del maquillaje penetren en la piel.
- Cuando se desmaquille, use también aloe vera para suavizar y proteger la piel.
- Utilice aloe vera para aliviar la irritación causada por todos los tipos de picaduras de insecto. La piel recupera mucho antes su aspecto normal. Gracias a su gusto amargo, el aloe también puede servir para ahuyentar los insectos, un uso tradicional en los países tropicales.

Otro uso cosmético: el aloe vera como desodorante

El aloe vera es un desodorante natural. Como explicamos más arriba, no es deseable interferir en los procesos de eliminación cutánea. Sin embargo, para la transpiración ordinaria se puede elegir un buen desodorante con aloe vera. ¡Para qué estropear una buena velada!

Sin embargo, si el sudor es excesivo demasiado a menudo, ello se deberá a un desequilibrio en su alimentación o su modo de vida. También puede reflejar una ansiedad o un estado de estrés anormal, un desorden fisiológico, un régimen alimentario demasiado rico en materias grasas o un consumo exagerado de cafeína. La transpiración suele ir acompañada de olores especialmente fuertes causados por ciertas bacterias.

Los desodorantes comerciales tienen un inconveniente mayor: la mayoría de dichos productos contienen clorhidrato de aluminio, una sustancia más bien tóxica que no tendrá problemas en abrirse camino hasta el cerebro y otros órganos.

La presencia de esas sales minerales en los desodorantes se explica porque secan la piel y eliminan los olores. Sin embargo, algunas personas son muy sensibles a dichas sales y su piel puede reaccionar negativamente.

El aloe vera puede impedir este tipo de reacción, pero no su absorción por la piel. Sin embargo, el aloe vera puede sustituir muy ventajosamente a esos clorhidratos de aluminio. Reduce la transpiración, pero sobre todo neutraliza los olores causados por las bacterias gracias a sus propiedades bactericidas.

Se trata de un uso tradicional, conocido especialmente en varios pueblos de África: los cazadores lo utilizan para eliminar los olores de transpiración que podrían señalar su presencia a la presa.

Pero antes de enterrar su problema de transpiración excesiva bajo capas de desodorante, aunque sean de aloe vera, intente mejor encontrar la causa. Después evite en la medida de lo posible absorber o hacer lo que causa esa transpiración anormal.

B. Cómo cuidar el cabello con aloe vera

Cuidados normales para el cabello

Para los cuidados normales para el cabello encontrará champúes a base de aloe vera. El aloe vera nutre los cabellos, les da brillo, flexibilidad y resistencia. El aloe vera también está recomendado si tiene caspa o cabello graso.

Si usa un champú de aloe vera, procure que sea de una marca con una buena cantidad del mismo.

De vez en cuando aplique grandes cantidades de gel de aloe vera sobre todo el cuero cabelludo. Utilice gel estabilizado o el gel fresco de la planta y déjelo trabajar durante al menos un buen cuarto de hora.

Si tiene tiempo, repita la operación varias veces. También puede esperar una hora o dos antes de lavarse el pelo.

Para obtener aún más resultados, mezcle el contenido de un huevo con el gel y el aceite vegetal.

Tratamiento del cuero cabelludo estropeado

Desde la más remota antigüedad, el aloe vera también es famoso por su capacidad de tratar los problemas del cabello. Pero aquí lo importante es distinguir la leyenda de los hechos, en particular lo concerniente a la calvicie. La calvicie total o parcial suele engendrar grandes problemas psicológicos y es fácil albergar esperanzas ilusorias.

Cuando digo esto recuerdo esa época de vacas flacas en la que trabajaba para la Sociedad de Alcoholes del Quebec. Recuerdo que al llegar a uno de los almacenes de la SAQ, vi a un empleado con el cráneo medio desguarnecido precipitarse tras una hilera de cajas. Segundos después volvió con el cráneo cubierto con una peluca (debía habérsela quitado de tanto calor que tenía al trabajar).

Ese es un caso extremo, una presa ideal para los buitres de la industria cosmética. Sin duda sería fácil prometer maravillas a gente como esta, pero no lo haremos. Veamos mejor lo que puede y no puede el «lis del desierto».

Aloe, alopecia y calvicie

En la *Historia natural* de Plinio, en los viejos textos de China o India, en Hawai o en las Filipinas suele aconsejarse el uso de aloe para remediar la calvicie y eso que se llama sabiamente «alopecia», es decir, la caída temporal, parcial o total del pelo. En varios lugares del mundo se recomienda especialmente aplicar una mezcla de vino y aloe para tratar la calvicie o detener la caída del cabello.

Por muy espurios que puedan parecer tales remedios, debe reconocerse que desde hace siglos los utilizan pueblos que nunca han estado en contacto entre sí. Tales remedios pueden, pues, tener un cierto valor y merecen al menos que los investigadores les presten un mínimo de atención.

Eso es afortunadamente lo que no han dejado de hacer los investigadores egipcios El Zawahry, Hegazy y Helal. Además de estudiar los efectos del aloe vera sobre las úlceras crónicas de las piernas, dichos investigadores han querido ver en qué medida esta planta podía tratar ciertas formas de alopecia (¡algo nada sorprendente pues este uso del aloe es conocido en Egipto desde tiempos inmemoriales!).

Estos son los resultados:

- Para la alopecia seborreica: en esta patología del cuero cabelludo una secreción excesiva de las glándulas sebáceas provoca la caída del cabello. Esta situación suele exigir largos tratamientos. Los autores probaron aloe vera en tres pacientes con caspa y cabello graso. Uno de ellos era calvo en las sienes y la frente.

En los tres el pelo empezó a ser menos grasiento desde la primera semana. Su pérdida de cabello se frenó y, al cabo de un mes, la caída del cabello había cesado. Su cabello empezó a crecer un poco, incluso en el caso del paciente calvo.

Al cabo de tres meses, los dos primeros pacientes habían obtenido resultados satisfactorios y en el paciente calvo se daba un ligero rebrote del cabello que hasta ahora ningún tratamiento había logrado.

- Para la alopecia areata: en esta forma de alopecia los cabellos caen por placas debido a una enfermedad o una herida. En el transcurso del estudio egipcio, tres pacientes con alopecia areata vieron cómo sus cabellos volvían a crecer rápidamente con la aplicación de aloe vera. Uno de ellos, un chico de doce años, vio cómo sus cabellos volvían a crecer en la zona afectada en menos de una semana.

¿Qué puede hacer exactamente el aloe vera con la calvicie?

Como parece indicar el estudio precedente, la alopecia o la caída temporal del cabello se puede tratar con aloe vera. Pero ¿qué hay de la calvicie o caída «definitiva» del pelo?

Actualmente nada permite afirmar que el aloe vera pueda hacer que el pelo crezca sistemáticamente sobre cabezas brillantes. Sin embargo, algunas investigaciones permiten establecer que el aloe vera puede prevenir (o al menos frenar) la caída definitiva del cabello actuando sobre varias causas de la calvicie:

- demasiada caspa;
- mala circulación sanguínea en la región del cráneo debida especialmente al estrés;
- eczema;
- excesiva secreción de las glándulas sebáceas (responsable del cabello «graso» y a menudo asociada al acné).

Por su poder «adaptógeno», el aloe vera para uso interno puede actuar sobre las causas nerviosas de la caída del cabello.

Aplicado externamente sobre el cuero cabelludo, el aloe vera actúa al menos de tres formas:

* Sus propiedades analgésicas atenúan las tensiones musculares de la cabeza.
* Revitaliza el cuero cabelludo gracias a sus numerosos elementos nutritivos.
* Trabaja tanto sobre el cuero cabelludo como sobre la piel en general. Así, permite, en especial eliminar los picores causados por el eczema del cuero cabelludo. (Atención: ¡no hay que rascarse! Si no, la infección puede difundirse a otras regiones del cuero cabelludo.)

Por si acaso optar por un champú de aloe vera y, al menos una vez por semana, practica el *autotratamiento* completo descrito más adelante.

Señalemos además que masajes o automasajes regulares del cuero cabelludo favorecen mucho la circulación sanguínea y el crecimiento del cabello. El estrés, las preocupaciones y las tensiones mentales son factores a menudo olvidados de la calvicie. Al provocar una contracción a veces permanente de los músculos del cráneo, perjudican la circulación de la sangre que alimenta las glándulas sebáceas.

Además, está el factor alimentario. La calvicie puede deberse a una carencia de clorina, biotina, insotol, ácido fólico, vitamina del complejo B y C.

Tome también extractos de silicio. Quizás le parezcan caros, pero valen realmente la pena.

Observe también que sería interesante probar el aloe vera en la quimioterapia o cualquier otra terapia que implique la caída del cabello.

Así, de una manera u otra siempre es posible «salvar los muebles».

Remedio natural contra la caspa

La caspa puede surgir como consecuencia de usar un champú demasiado fuerte que seque el cuero cabelludo y lo prive de sus aceites naturales, o también de una infección bacteriana provocada por un mal funcionamiento de las glándulas sebáceas (consecuencia a su vez del estrés o de un mal régimen alimentario).

Por ello vale más intentar primero tratar las causas internas antes de recurrir a un champú anticaspa ordinario que puede decepcionarte (algunos contienen mercurio sulfatado, responsable de la caída del pelo).

En suma, aprenda primero a relajarse y a eliminar las causas de estrés en su vida.

Después, vigile su alimentación. La calvicie puede provenir de una carencia de clorina, biotina, inositol, ácido fólico, vitamina del complejo B y C. Procure comer de todo y tome un buen complemento general.

De hecho, un pequeño tratamiento con aloe vera podría contribuir mucho a eliminar la caspa, tanto si es causada por el estrés como por la mala alimentación. Intente, pues, el siguiente autotratamiento completo.

Autotratamiento completo

Los siguientes consejos se aplican tanto a los tratamientos normales como a la prevención de la calvicie o la eliminación de la caspa. He aquí cómo proceder:

- Lávese el pelo con agua fresca (o a lo sumo tibia) para mojarlo bien. El agua caliente daña el pelo y perjudica su brillo natural.
- Aplique generosamente gel de aloe vera sobre el cuero cabelludo. Levante mechas en pequeñas secciones para ser más eficaz. (Si el gel es demasiado «viscoso», dilúyalo con agua para facilitar su aplicación.)
- A continuación, envuelva la cabeza con una toalla empapada de agua caliente y manténgala hasta que se enfríe. Repita el proceso al menos una vez.
- Deje «trabajar» el aloe vera durante un mínimo de veinte minutos, aunque si tiene tiempo, una hora larga no estaría de más.
- Lávese la cabeza con un champú suave adaptado a su cuero cabelludo.
- Para mejorar la apariencia de su pelo también puede aplicar vitamina B5, conocida por su capacidad de dar volumen y

«lustre» al pelo. Muchos champúes conocidos la contienen pero, como hay que aclarar el pelo al poco de aplicarlos, al final no queda gran cosa. Podría, por tanto, aplicar un concentrado de vitamina B5 en el pelo tras aclararlo con un poco de agua.

Pero no actuar igual según se emplee una cantidad grande o pequeña. Si utiliza el equivalente a un guisante, deje simplemente que su pelo se seque.

Por el contrario, si usa mayor cantidad (el equivalente a un garbanzo o más), el pelo corre el riesgo de quedar grasiento. En ese caso, cúbrase la cabeza con una toalla caliente durante unos 15 o 20 minutos. Después, aclárese el pelo.

- Mejor terminar la sesión con un suave masaje del cuero cabelludo de unos diez minutos. Hágalo escuchando música tranquila.
- Nota: Evite secarse el pelo con un secador eléctrico o secarse demasiado enérgicamente con una toalla.

Un problema particular: la tiña

Investigadores japoneses han descubierto que una emulsión de hojas frescas de aloe vera no sólo frena, sino que incluso mata al hongo *Trichophyton mentagraphytes*.

Dicho hongo parásito se desarrolla sobre el cabello, la piel y las uñas. Puede crear una forma de tiña que provocará la caída del cabello. Durante siete días, dichos investigadores expusieron el hongo a un cultivo de una variedad local de aloe, el aloe *arborescens*. Ni una sola espora sobrevivió.

C. Cómo fabricar productos de belleza con aloe vera

Cuando hablé de los productos de belleza en venta ya denuncié ciertos abusos por parte de los fabricantes. En efecto, muchos de los productos que se compran para cuidar la piel son inútiles y costosos o resultan ineficaces, cuando no nocivos a la larga. Ahora bien, de hecho cualquier persona puede fabricarse por poco dinero productos sanos y naturales a base de aloe vera. Estos son algunos.

Astringentes

Las personas con piel grasa los utilizan para secar su piel después de lavarse. Sirven para afirmar la piel.

Tanto los astringentes caros como los baratos se componen fundamentalmente de alcohol para friccionar o hamamelis (arbusto de Norteamérica del que se aprovecha la corteza y las hojas), a los que se añade perfume.

Puede fabricar astringente añadiendo a su perfume preferido hamamelis o incluso agua de rosas (pero evite el alcohol para friccionar porque seca demasiado la piel).

Complételo todo con un gel de aloe vera.

Emolientes y lociones antiarrugas

Sirven para suavizar y lubrificar la piel así como para aliviar los tejidos inflamados. La mayoría de los emolientes comerciales se fabrican con sustancias químicas extraídas de productos petrolíferos como el propileno glicol o el glicerol. Otros se elaboran a partir de aceites naturales extraídos del maíz, el tornasol o la nuez de coco.

Lo más sencillo y barato sigue siendo utilizar aceite de oliva virgen, excelente para impedir que la piel se arrugue y se seque, en especial durante el invierno. Para ello, esparza el aceite sobre la piel y masajee hacia arriba. Después, añada aloe vera en crema o extraído de la planta. Además de su propia aportación de nutrientes para la piel, el aloe vera asegura una mejor penetración del aceite de oliva.

Obviamente, como el aloe vera deja una película brillante y pegajosa sobre la piel, aclárese la cara después del tiempo de aplicación que convenga.

Para limpiar la piel

Es excelente combinar el aloe vera con sal o arcilla blanca para limpiar la piel en profundidad:

- La sal quita las impurezas incrustadas en la piel y las células viejas. Utilice sal marina muy fina. Mójese la cara y frótela suavemente con una pizca de sal. La fricción con la sal actúa como una suerte de masaje y activa la microcirculación en la piel.

- Después, mezcle gel de aloe vera con arcilla blanca y aplique la mezcla. Deje secar según la reactividad de tu piel. Si tiene la piel fina y muy sensible, basta con 5 u 8 minutos de aplicación y después aclare con agua fresca. Si ese no es el caso y ha aplicado una capa poco espesa, puede llegar hasta los 12 minutos, pero es inútil pasar de ahí.

Cremas hidratantes

Las más eficaces contienen grandes cantidades de agua. Para no tener que comprarlas, no hay que secarse del todo después del baño o la ducha. Conservará la humedad de la piel aplicando una mezcla de aceite vegetal (oliva, aguacate) y de aloe vera. Aclare pasado un rato.

Máscaras de belleza

Pase por la batidora frutas o verduras del tiempo: fresas, frambuesas, tomates, pepinos, plátanos, etc. Mézclelas con gel de aloe vera, esparza la mezcla sobre la piel y déjela secar durante un cierto tiempo. Esta máscara nutre la piel, mejora la circulación sanguínea y deja un rostro resplandeciente.

Si añade aloe vera, todas esas orgías de vitaminas para la piel serán mejor asimiladas o digeridas. Utilice la mezcla mientras esté fresca. Si la usa más tarde habrá perdido gran parte de su potencial nutritivo.

Cremas de noche

Las cremas de noche deben ser más grasas, más nutritivas y más penetrantes que las de día. Use una buena base de aloe vera con un aceite de excelente calidad. A ser posible elija aceite de oliva, almendra dulce o aguacate (¡y siempre de excelente calidad!). El aceite de aguacate es más difícil de encontrar, pero está particularmente indicado para las pieles secas e irritadas (por su rico contenido en materias grasas y vitaminas). Aunque el aceite de oliva también puede servir.

Sin embargo, toda moneda tiene su cruz. Los aceites son difíciles de quitar de las fundas de almohada y la ropa. También el aloe vera deja unas manchas oscuras que a veces requieren varios lavados con lejía para que desaparezcan. Tome las precauciones pertinentes (toalla, plástico, etc.).

Capítulo 5

Enfermedades vías urinarias, genitales, venéreas, esterilidad, hemorroides

Prurito vulvar, vaginitis, herpes, hongos, etc.

Un caso grave de prurito vulvar rápidamente curado

En un estudio de 1937 (*Minnesota Medicine*, octubre de 1937, págs. 670-673), el investigador americano J. E. Crewe cita un admirable ejemplo de curación de prurito vulvar:

> *«La paciente tenía 64 años. Su caso era muy grave. La piel en torno a la vulva y la parte posterior interna del muslo era gruesa y violácea. Los numerosos tratamientos habían resultado ineficaces. Esta mujer era muy nerviosa e incapaz de dormir. Cuando empezaron los tratamientos con el ungüento de aloe, se le siguió administrando sedantes. La intensa sensación de quemadura y escozor disminuyó casi inmediatamente. En dos semanas la piel recuperó una apariencia casi normal y la irritación casi había desaparecido».*

Elogio de la indisciplina

Al principio de mis investigaciones para este libro, Ginette, la hermana de mi compañera se quejó de un problema de vaginitis. Le sugerí que usase aloe pues sabía que era tradicionalmente empleado para este tipo de infección. Para más precaución, fue a ver a un médico y este le confirmó que tenía una vaginitis. Cuando ella le preguntó si el aloe sería eficaz en su caso, el médico ironizó sobre ese tipo de remedio y le recetó antibióticos.

De vuelta a casa, Ginnete aplicó el aloe vera durante unos días sin tomar antibióticos. Cuando se sintió curada, volvió a consultar al médico. No dijo nada sobre el aloe vera e hizo como si hubiese tomado diligentemente sus antibióticos. El médico dijo que estaba curada.

Investigaciones concluyentes

Varias investigaciones *in vitro* e *in vivo* han demostrado la acción bactericida del aloe sobre diversos microorganismos patógenos relacionados con las infecciones genitales. Al principio de los años setenta, los doctores americanos E. R. Zimmermann y R. Sims del Dallas Microb-Essay Service probaron una buena marca de gel de aloe vera contra el *Candida albicans*, responsable en especial de la vaginitis, y diversas infecciones de hongos.

Los mismos investigadores también estudiaron el efecto del aloe vera sobre el *Tricomonas vaginalis* responsable de numerosas infecciones vaginales. Y, obviamente, no podían olvidar la acción del aloe vera sobre el herpes, una indicación terapéutica que ya mencionaba el médico griego Dioscórides en el siglo I d. C. Según el doctor Ruth Sims, el aloe vera es «virulicida contra cuatro cepas de virus del herpes, incluido el *Herpes simplex* y el *Herpes zoster*».

En la práctica, el herpes genital y bucal responden bien a la aplicación de aloe vera. Varias personas me han dicho haber obtenido excelentes resultado con el «fuego salvaje del amor» (como dice la canción).

Nada indica que el aloe vera elimine definitivamente el herpes, pero puede atajar rápidamente las manifestaciones cíclicas. En el caso del herpes bucal, esa es una ventaja inestimable que te evitará perder una velada o las vacaciones.

Una experiencia personal

Al verlo actuar así sobre el herpes, no sorprende nada ver cómo el aloe vera elimina infecciones menos graves de los órganos genitales y las vías urinarias. Pero no hay nada como una experiencia directa para verificar la acción del aloe vera.

Hace algunos años sentí unas pequeñas sensaciones desagradables al hacer el amor. Como no soy especialmente masoquista, estudié de más cerca la *cuestión* y advertí enrojecimientos y pequeños cortes sobre mi pene, bajo el glande. Eso duró tres días y después desapareció. Más adelante el fenómeno se reprodujo, y a veces se prolongaba más de una semana.

Decidí emplear el aloe vera, cuyas virtudes ya empezaba a oír. No obtuve ningún resultado y decidí consultar a mí médico. Esta (pues se trataba de una mujer) afirmó que mi problema era causado por un hongo y que desaparecería rápidamente con la pomada fungicida que me prescribió, en concreto Canesten.

De hecho, tras unas cuantas aplicaciones todo volvió a la normalidad. Pero, un día, el fenómeno reapareció. En esa época había aprendido a distinguir entre las buenas y las malas marcas de aloe vera. Intenté, pues, tratar la infección con una de las buenas.

Esta vez, obtuve un éxito completo en menos de tres días.

Modo de acción y modo de empleo

El efecto más inmediato y notable del aloe vera es anestesiar los picores y los pruritos. Más adelante destruye además las bacterias y los hongos.

Es una propiedad muy apreciable en verano (o incluso todo el año). Con el calor y la humedad la región genital se convierte en un medio favorable para la proliferación de diversas bacterias y hongos. Como resultado pueden aparecer enrojecimientos y pruritos. Lo mismo puede ocurrir en otras zonas del cuerpo: dedos del pie, pechos «Velludos», axilas, zonas irritadas por el sujetador, etc.

También puede eliminar las verrugas genitales con aplicaciones repetidas. Pero se requiere perseverancia.

Para las infecciones del conducto urinario emplee aloe vera líquido en aerosol. Ensanchando ligeramente el meato urinario con los dedos y ajustando el chorro del vaporizador es fácil inyectarle gel de aloe vera líquido. Puede estar seguro de obtener rápidamente resultados con las infecciones menores.

En caso de infección venérea más grave sin duda vale la pena probar aloe vera. ¡Al menos durante un tiempo! Como el aloe vera no es tóxico, no tiene nada que temer y todo que ganar. Quizá así evite recurrir a medicaciones más brutales (como antibióticos). Si su condición no mejora, seguramente no tendrá otra elección que recurrir a estas. Pero también en ese caso nada le impide utilizar paralelamente aloe vera. Combinado con otros tratamientos hará maravillas tanto en uso interno como externo. Aunque sólo sea para atenuar ciertos dolores o irritaciones cutáneas.

Algunas recetas ayurvédicas

En medicina ayurvédica se emplea en seguida el aloe vera para los espasmos musculares menstruales, las infecciones de la vagina y el cuello uterino, o también para las manifestaciones periódicas de herpes vaginal. En su libro *Ayurveda, the Science of Self-Healing*, el famoso médico ayurvédico Vasant Lad indica los medios para curar o aliviar esas infecciones.

- *Espasmos musculares durante las menstruaciones*: tome una o dos cucharadas de café con gel fresco con una pizca de pimienta negra.
- *Afecciones de la vagina o del cuello uterino*: ponga en una pera para lavado vaginal dos cucharadas soperas de aloe vera fresco con un litro de agua tibia y añada dos pizcas de tumeric (un desinfectante tradicional de la India). Utilícelo cada día durante cuatro días.
- *Síntomas del herpes vaginal*: mezcle dos cucharadas soperas con dos pizcas de tumeric. Durante una semana, aplíquelo localmente cada noche antes de acostarse.

Infertilidad debida a un desorden menstrual

La medicina oficial reconoce las propiedades emenagogas de la resina o el polvo de aloe. En otras palabras, el aloe medicinal (¡y no el gel!) favorece o restablece el flujo menstrual, quizás porque provoca la congestión (aumento del flujo sanguíneo) de la pelvis.

Pero el aloe también podría actuar favorablemente sobre la fertilidad de la mujer cuando se ve alterada por un desorden menstrual. Este uso tradicional ha sido confirmado en especial por dos estudios efectuados en 1972 y referidos durante el XVI Congreso Indio de Obstetricia y Ginecología.

En uno de esos estudios realizado con conejos, el uso interno de polvo de aloe permitió aumentar la tasa de fertilidad. Además, las camadas eran significativamente mayores.

En otro estudio, un compuesto de aloe aumentó un 85% la fertilidad en 250 mujeres con casos de infertilidad.

Hemorroides

La dilatación de las venas en el recto y el ano provoca tumores varicosos, mejor conocidos como hemorroides. Aproximadamente un 25% de la población los sufre en un momento dado. Un estreñimiento crónico, la costumbre de forzar al evacuar las deposiciones, el embarazo, una mala alimentación, una vida sedentaria, e incluso estancias prolongadas en la taza del retrete (!) son factores que desencadenan la formación de hemorroides.

Cuando no son tratadas, las hemorroides provocan primero pruritos, secreciones diversas. Si además su alimentación es pobre en fibras, tendrá deposiciones duras que irritarán gravemente las hemorroides hasta el punto de provocar hemorragias.

En los casos más benignos pueden atenuarse los dolores con fibras u otros alimentos que favorecen la formación de deposiciones blandas. En los casos más graves, el dolor se prolonga y puede impedir caminar. Los supositorios pueden servir, pero a veces es necesaria una operación.

Tanto en los casos benignos como en los graves, el aloe vera es excelente para las hemorroides. De hecho es otro uso clásico de las diferentes especies de aloe medicinal. Ya en el siglo I d. C, Dioscórides lo mencionaba en su célebre *De materia Medica*. En la India, los médicos ayurvédicos han prescrito tradicionalmente píldoras a base de aloe para atajar las hemorroides.

Si padece de hemorroides, el aloe vera puede ser un excelente medio para aliviar o curar, sobre todo si los medios clásicos parecen inoperantes. Algunos me han contado incluso que se han librado del bisturí gracias al aloe vera.

El aloe vera también posee propiedades anestésicas muy valiosas en caso de crisis.

Para tratar hemorroides puede emplear aloe de varias maneras:

- Extienda generosamente gel comercial de aloe vera en el recto (se requiere un gel con una alta concentración de aloe vera para obtener resultados). Pasado un tiempo añada gel si el alivio tarda en llegar. Repítalo cada día durante al menos una semana.

- También puede procurarse supositorios de aloe vera, ya sea comprándolos o fabricándoselos. Si dispone de gel comercial, envuélvalo en papel de aluminio para darle la forma y el tamaño de un supositorio. Haga tantos como necesite y déjelos en el congelador para que se endurezcan.
- Para utilizarlos, quite el papel de aluminio y ya está. Además de ofrecer todas las propiedades habituales del aloe vera, estos supositorios congelados tienen un efecto «refrescante» que calmará aún más sus dolores. Este método suele ser empleado en Puerto Rico.
- En guisa de supositorios también puede usar simplemente trocitos de gel de la hoja fresca. Utilice mejor hojas grandes tras quitarles bien la corteza y todo rastro de savia amarillenta.
- ¡No olvide que también existen pastillas homeopáticas de aloe! En muchos casos resultarán eficaces, tanto por sí solas como combinadas con otros métodos.
- También puede combinar semejantes tratamientos con baños de asiento añadiendo concentrado de aloe vera en el agua.
- Sea cual sea el método adoptado, beba jugo de aloe vera para regularizar su funcionamiento intestinal.

Observe que los preparados de aloe tradicionales con una alta concentración de aloína (como el aloe de Barbados) no están del todo aconsejados para las hemorroides.

Si consulta tratados farmacéuticos, verá que las hemorroides constituyen en efecto una de las principales contraindicaciones para el aloe oficinal (debido a su acción violenta sobre los intestinos). Pero eso no concierne en caso alguno al gel de aloe vera fresco o de venta al público (ni tampoco a los gránulos homeopáticos de aloe).

Capítulo 6

Desórdenes cutáneos graves: úlceras, psoriasis y lupus

Úlceras cutáneas

En los años treinta, investigadores americanos exploraron las posibilidades del aloe para paliar los efectos secundarios de los tratamientos con rayos X. Así pudieron confirmar el uso tradicional del aloe vera para una multitud de problemas cutáneos, en particular las úlceras de las piernas.

Úlceras de las piernas

Las úlceras de las piernas son muy difíciles de tratar. Un estudio clásico de 1973 demostró que el aloe vera tenía éxito allí donde la medicina se rendía. En el marco de este estudio, los investigadores egipcios El Zawahry, Hegazy y Helal emplearon hojas frescas de aloe vera para tratar las úlceras de la pierna (otro uso tradicional del aloe vera en Egipto). Eliminaron la savia que hay en la corteza para conservar sólo el gel mucilaginoso. Le añadieron agentes conservantes y lo refrigeraron.

El gel fue aplicado localmente sobre úlceras tres o cinco veces por día. Las úlceras habían sido previamente lavadas con agua que contenía un 1% de citrimidine, una solución de peróxido de hidrógeno, una loción con un 3% de ácido bórico, o simplemente con agua. Ocasionalmente se utilizaron antibióticos para combatir las infecciones.

En su estudio describen tres casos totalmente impresionantes. Estos son.

Caso nº1

Desde hacía 15 años, un comerciante de 50 años tenía en la pierna izquierda dos úlceras varicosas crónicas rodeadas de eczema. Dichas úlceras eran profundas y desprendían un olor nauseabundo. Por lo demás, gozaba de buena salud.

Al cabo de seis semanas de tratamiento con aloe vera se había formado una crosta sobre la úlcera menor. Pasadas diez semanas, la crosta había dejado lugar a una piel lisa y brillante. Respecto a la úlcera mayor, al cabo de 11 semanas estaba curada en tres cuartos.

Caso nº 2

Un hombre de 51 años tenía un edema, una pseudoelefantiasis de la pierna izquierda, un pie con la piel rugosa y doblada. Desde hacía siete años también padecía úlceras nauseabundas en la pierna izquierda, entre el as una enorme de 5.000 mm^2.

Al cabo de dos semanas, el olor fétido había desaparecido. Al cabo de seis semanas, las pequeñas úlceras estaban casi curadas mientras que la mayor empezaba a disminuir. Nueve semanas más tarde dicha úlcera se había vuelto más superficial y seguía mejorando.

Caso nº 3

Un hombre de 22 años que, tres años después de una quemadura en la pierna izquierda, vio cómo se desarrollaba una úlcera en el mismo lugar. Esa úlcera purulenta y necrótica cubría 440 mm^2, pero en cinco semanas mejoró notablemente bajo el efecto de la gelatina de aloe vera.

Psoriasis

La psoriasis se caracteriza por manchas rojas, cubiertas de numerosas escamas blanquecinas o plateadas, secas y desmenuzables. Dichas manchas se encuentran sobre todo en los brazos (codos), las piernas (rodillas), el cuero cabelludo, la espalda. Pueden cubrir superficies grandes o pequeñas. Este desorden cutáneo suele ir acompañado de una importante caída del cabello. La psoriasis también se debe, a veces, a complicaciones diabéticas.

Es una enfermedad que desaparece tan misteriosamente como aparece. Sus causas exactas son tan desconocidas como su tratamiento, todavía por descubrir.

Y sin embargo...

El farmacéutico americano Bill Coats, que tanto ha experimentado con aloe vera dice haber obtenido excelentes resultados con una cura en la que dicha planta intervenía en gran parte. El régimen es el siguiente:

- aplicación generosa de aloe vera (fresco o correctamente estabilizado) sobre las zonas afectadas y consumo interno de jugo de aloe vera;
- régimen alimentario perfectamente equilibrado (excluyendo los alimentos muy ricos en grasas de origen animal, el azúcar, toda forma de comida basura, etc.);
- un programa específico de megavitaminas.

Sin embargo, Bill Coats no pretende que su régimen «cure» la psoriasis, sino que permita controlar eficazmente sus síntomas hasta el punto de eliminar todo rastro de lesión.

El aloe vera no basta por sí solo para eliminar totalmente las manifestaciones esta dolencia; pero en el marco de una terapia global resulta ser una herramienta interesante, aunque sólo sea para controlar los pruritos.

Obsérvese que también conviene añadir la práctica de la visualización y la relajación combinada con una terapia psicológica, pues la psoriasis es en gran parte una enfermedad psicosomática. Suele haber asociado a esta enfermedad mucho miedo, culpabilidad y estrés.

Lupus eritematoso

¡El aloe vera aún te reserva muchas sorpresas! Y considerables... Cual David vegetal puede afrontar uno de los Goliats más invencibles del mundo médico, el lupus.

El *lupus eritematoso*, comúnmente llamado lupus tiene dos formas posibles: *lupus eritematoso fijo* o *lupus eritematoso diseminado.*

El lupus eritematoso fijo se reconoce fácilmente por sus erupciones cutáneas que supuran y forman escamas, causando grandes dolores subcutáneos. Estas erupciones cutáneas afectan sobre todo al rostro y suelen dar aspecto de un «lobo» de baile de máscaras (de ahí la palabra *lupus*, que significa *lobo* en latín).

Por su parte el *lupus* eritematoso diseminado puede afectar a los órganos principales igual que a la superficie de la piel. En su etapa inicial se suele confundir con la artritis reumatoide porque provoca las mismas molestias físicas: inflamación de las articulaciones, dolor en los huesos, etc. Más adelante se manifiesta mediante erupciones cutáneas que permitirán establecer claramente el diagnóstico.

En ambos casos la persona se convierte en una suerte de «leprosa» ante los demás. Otra característica de esta enfermedad es que sus síntomas desaparecen espontáneamente para volver cuando menos se esperan, y a veces con mayor intensidad.

El sorprendente caso de Rita Thompson

La americana Rita Thompson escribió un libro donde narra su combate contra el lupus: *Lupus, aloe vera, and Me*. Su caso es, de hecho, un ejemplo extremo en el género.

Como suele ocurrir con el lupus, primero se diagnosticó mal su dolencia: presentaba todos los síntomas clásicos de la artritis (articulaciones dolorosas, etc.) y fue tratada en consecuencia. Debe decirse que, durante los cinco primeros años, no se manifestó ningún síntoma cutáneo.

Cuando finalmente aparecieron los síntomas cutáneos, se agravaron rápidamente hasta que todo el cuerpo de Rita se cubrió de lesiones. Durante los tres años y medio siguientes fue hospitalizada a menudo. Los médicos intentaron todos los tratamientos posibles: baños de chorro, cremas, medicamentos varios (incluidos los esteroides, terapia de choque que podía tener graves consecuencias). Incluso la envolvieron en hojas de plástico que contenían diversas sustancias. Perdió las uñas y todo el cabello.

Ocho años y medio después del principio de su enfermedad, es decir en 1983, oyó hablar de las virtudes del aloe vera. Cómo no tenía nada que perder, empezó a beber 125 ml de jugo al día, una dosis bastante moderada.

Al cabo de treinta días los síntomas se volatilizaron. Su piel se aclaró y su cabello volvió a crecer completamente (¡y no por placas como le habían dicho los médicos!). En adelante no sufrió ninguna recaída.

¿Efecto placebo o curación real?

Aunque en un principio se negó a verificar si el aloe vera era realmente el responsable de su curación, las circunstancias le obligaron a pasar por esa experiencia. Por casualidad se quedó sin aloe vera durante dos días. No hizo falta nada más para que sus antiguos síntomas reapareciesen. Cuando pudo se reabasteció de aloe vera y, en menos de ocho horas, todo volvió a la normalidad.

¿Se trata de un efecto placebo? El efecto, o efecto psicológico ligado a cualquier medicación tiene a veces consecuencias sorprendentes. Para algunos, la privación de un medicamento es más psicológica que fisiológica, pero puede tener profundas repercusiones en la salud.

Aunque en el presente caso no sea fácil decidirse, debe admitirse que la curación inicial parece muy relacionada con el consumo de aloe vera.

Capítulo 7

Cuidados de la boca y los dientes: cirugía dental, periodoncia, etc.

Quizá sea dentista, periodontista o sufra algún problema de la boca: infección o inflamación de la encía, llagas, úlcera, abscesos, dolor de muelas, dolor de garganta, etc.

También en estos casos el aloe vera puede ser de gran ayuda. A veces puede incluso ayudar allí donde los remedios más clásicos fracasan.

Un audaz dentista tejano

El dentista texano Ellis G. Bovik conoció el aloe vera porque su criada mexicana lo usaba para tratar las quemaduras solares. Pero el aloe vera todavía le sería de gran utilidad.

En efecto, más adelante debió someterse a una encivectomía completa de la mandíbula superior. Como persona curiosa que era realizó el siguiente experimento: extendió por un lado taI remedio «ortodoxo» y, por el otro, aloe vera. El lado tratado con aloe vera se curó antes y nunca más le dolió.

Bovik se convirtió en un ferviente adepto al aloe vera; en 1966, publicó en la revista *Texas Dental Journal* un artículo ya clásico («Panacea or Old Wives Tale») en el que recomienda aloe vera en la cirugía bucal. En dicho artículo Bovik evocaba también el interés que suscitaba cada vez más el aloe vera entre los cirujanos dentales de Texas.

De hecho, ese interés por parte de los dentistas y periodontistas texanos no es sorprendente: Texas es la cuna de la agroindustria mundial del aloe, sin contar que el uso de esta planta forma parte de las tradiciones locales.

El aloe vera es menos tóxico que otras sustancias

En el marco de un estudio publicado en 1969 en el *Oral Surgery, Oral Medicine and Oral Pathology*, investigadores de la Escuela de odontología de la Baylor University (Texas) y del Brooke General Hospital compararon los efectos del aloe vera con el de la prednisolona y la indometacina ya utilizadas para tratar lesiones inflamatorias de la cavidad oral (prednisolona) o las enfermedades reumáticas (indometacina). Varios investigadores habían desaconsejado en especial el uso de la prednisolona en odontología debido a sus efectos secundarios.

De este estudio se desprendía que el aloe vera no era tan tóxico como las otras dos sustancias estudiadas. Dicho estudio confirmaba también sus propiedades antiinflamatorias, antisépticas y analgésicas ya reconocidas por Crewe (en el *Minnesota Medicine*, 1937, vol. 20, págs. 670-673).

Otras posibilidades del aloe vera en odontología

En mayo de 1984, *The Journal of the Bergen County Dental Society* se interesó por las aplicaciones de los productos de los AVACARE Research Laboratories. Los autores del artículo, los doctores Steven M. Rayes y Peter G. Sturm, concluían que el aloe vera:

> *«En su estado natural o estabilizado reduce el dolor, las inflamaciones, es bactericida, virulicida, fungicida, antiinflamatorio y cuadruplica la velocidad de curación comparado con los tratamientos normales, y eso sin recetar un solo medicamento. Además, el aloe vera ha demostrado no ser nada peligroso. En más de una docena de casos no se ha señalado ninguna reacción tóxica o alérgica, aun cuando es utilizado en grandes concentraciones».*

Los autores señalan entre otras las siguientes posibilidades del aloe vera en odontología:

- Placas dentales: estudios realizados en el Walter Reed Hospital, en los BioSearch Laboratories y en la Baylor University han demostrado que el dentífrico aloe Brite inhibe el crecimiento o la supervivencia del *Streptococcus mutans*, una bacteria responsable de las placas dentales. Aunque por sí solo no impide la aparición de la placa dental (que depende de varios factores), según dichos estudios en varias consultas de dentistas se habría notado una reducción de la formación de placas y cálculos dentales en ciertos pacientes.

- Postoperatorio: los mejores resultados obtenidos tuvieron lugar después de operaciones o cuidados corrientes..: tratamiento de canal, raspado, técnicas periodentales, etc. Se observaron incluso resultados impresionantes cepillando las encías con jugo de aloe puro tras haber empleado aloe Brite:

«Puede observarse una reducción de la inflamación y una curación más rápida de los tejidos de la encía tras sólo dos días en los pacientes con inflamación aguda de la encía».

Dentífrico y aloe vera

Algunas marcas de aloe vera no contienen flúor. Este hecho, sin duda, interesará a quienes desconfían del flúor. Varios estudios les dan la razón.

El *Federal Register* de Estados Unidos afirmaba en 1979 que «se han descrito casos de dermitis atópica, urticaria, y edemas producidos en pacientes que utilizaban vitaminas y dentífricos con flúor».

Asimismo, un estudio publicado en 1967 en un número de *Annals of Allergy* citaba varios casos de alergia debida al empleo de dentífricos fluorados: úlceras de la boca, desórdenes gastrointestinales, etc. También se describía un estudio *double blind* que confirmaba que este tipo de dentífricos podía provocar edemas de los labios y la encía.

Por otra parte, en 1985 investigadores neozelandeses señalaban que los dentífricos fluorados contenían tanto fluoruro de sodio que cabía preguntarse sobre su posible acción cancerígena. Otros investigadores (como el profesor Nègre, de la facultad de Aix Marseille III, en Francia) van en el mismo sentido.

Precisemos, no obstante, que la postura oficial de los grandes organismos de salud pública tiende a contradecir este tipo de afirmaciones.

De hecho, aunque esté demostrado que los dentífricos fluorados previenen la caries en los niños, planea una duda sobre su acción profiláctica a partir de la adolescencia.

Evidentemente, el debate sobre el flúor dista de estar zanjado. Y tal como es la investigación científica serán necesarios muchos estudios para condenar los dentífricos con flúor (si alguna vez ocurre).

Seamos pues pragmáticos: a los dentífricos con flúor les queda para rato. Además, parece que los problemas debidos al flúor provienen sobre todo del *abuso* de dentífricos fluorados. Los niños tienden en efecto a atiborrar un poco su cepillo de dientes cuando en realidad basta con poner una pizca del tamaño de un guisante. Peor, debido al sabor dulce de los dentífricos más populares, algunos niños se lo tragan como un caramelo.

Así, el simple hecho de utilizar con parsimonia la pasta de dientes es una excelente medida para prevenir eventuales reacciones negativas al flúor.

También puede acudir a los dentífricos no convencionales (como los de bicarbonato de sodio) que funcionan muy bien. Además de no contener azúcar como los dentífricos corrientes (algo un poco paradójico, reconozcámoslo, ¡se supone que su uso previene la caries especialmente debida al azúcar!), son menos abrasivos en principio que estos.

Los dentífricos a base de aloe vera entran en esta última categoría. Vigile, sin embargo, que la mención «aloe vera» no sea sólo simbólica. (En principio, la lista de los ingredientes enumera los componentes de un producto por orden de importancia.)

Si no encuentra uno de buena calidad (porque no es nada fácil) utilice un dentífrico convencional y después haga gárgaras durante unos instantes con gel de aloe vera para uso interno. Vale realmente la pena para la buena salud de tu boca.

¿Qué relación hay entre el aloe vera, el pomelo y el zinc?

Investigadores de la Universidad Pace de Nueva York realizaron hace poco un descubrimiento interesante sobre el aloe vera y los cuidados dentales.

Dichos investigadores observaron, en efecto, que los extractos de pomelo, el zinc y el aloe vera neutralizaban los virus T1 y T7 que dañan las encías y abren la puerta de par en par a las bacterias.

De momento, los dentífricos y los colutorios corrientes sólo te protegen de las bacterias.

(*American Society of Microbiology*, citado en *L'Actualité*, Montreal, 1 de septiembre de 1998.)

Cómo utilizar el aloe vera para los problemas de la boca

Como verá, el siguiente informe demuestra hasta qué punto el aloe vera puede intervenir incluso en los problemas bucales muy graves. Y con más razón cuando padece males corrientes: encía inflamada, llagas, etc.

Úlceras de la boca

En 1939, el doctor Frederick Mandeville, del Medical College de Virginia trató con éxito a un paciente de 54 años con una grave úlcera bucal. Primero le habían quitado un tumor de la boca por electrocauterización para después tratarle con radio y rayos X con el fin de obtener una curación completa.

Pero este método de tratamiento que los médicos aún dominan mal acabó en una catástrofe. La situación se complicó sin duda debido a una enfermedad de la encía que más adelante provocó la extracción de todos los dientes.

En los tres meses que siguieron al tratamiento con radio y rayos X se desarrolló una gran úlcera (1,5 por 5 cm) en el lado derecho de la lengua y la parte inferior de la boca. Después vino un momento en el que ¡el hueso de la mandíbula inferior quedó al desnudo, provocando terribles sufrimientos!

En esta fase el paciente empezó un tratamiento con hojas frescas de aloe vera. Durante dos meses mantuvo gel en la boca entre una hora y media y trece horas al día (esto es, una media de siete horas al día). Se lavaba la boca con sal antes y después de la aplicación del aloe vera.

Desde el inicio del tratamiento, el aloe vera alivió rápidamente su dolor y provocó una disminución progresiva de la úlcera. ¡Diez semanas más tarde su úlcera había desaparecido completamente!

Otros

- Leyendo un caso semejante no nos sorprenderá que el aloe vera esté particularmente indicado en caso de encía inflamada y dolorosa. Yo mismo lo he constatado varias veces.
- Pruebe también el aloe vera en su próximo dolor de muelas, en todas las formas de absceso bucal (herpes, llagas, etc.), o

si se muerde el interior de las mejillas cuando come nerviosamente.

- El jugo de aloe vera en vaporizador también puede resultar muy útil para los dolores de garganta o el síndrome de la «boca seca». Esa es otra ventaja para los cantantes, los actores o los conferenciantes que temen perder la voz.
- De modo preventivo, para evitar los riesgos de infecciones bucales y caries, haga a menudo gárgaras con gel de aloe vera.

Capítulo 8
Enfermedades de los ojos

Ya en el año 74 a. C. Dioscórides elogiaba la utilidad del aloe vera para aliviar los dolores de los ojos. Eso sigue vigente. En el siglo XIX el gran naturópata Sebastián Kneipp utilizó aloe en pediatría, en particular para tratar los dolores de los ojos. Recomendaba bañarse los ojos en agua en la que se hubiese disuelto un poco de aloe.

En el siglo XX, investigadores como el oftalmólogo ruso Filatov obtuvieron sorprendentes resultados tratando graves enfermedades de los ojos con aloe bioestimulado.

Gafas líquidas

Con la disminución de la capa de ozono, la protección del ojo se convierte en una cuestión cada vez más actual. El doctor Neville Baron, oftalmólogo de Secaucus (Nueva Jersey) considera que el aloe vera podría ser una «gota milagrosa» para los ojos del siglo XX (*Health Magazine*, marzo de 1986). Habla incluso del aloe vera como de «gafas de sol líquidas» de lo bien que absorbe los rayos ultravioletas del sol (UVA o UB).

Las cataratas, la degeneración de la retina o las anomalías del cristalino se pueden deber a los rayos ultravioletas. A este respecto, el aloe vera protege tanto el ojo hipersensible ya afectado como el ojo normal. Ahora se habla incluso de usar el aloe vera en la cirugía con láser, pues puede proteger las estructuras internas del ojo.

Los experimentos realizados por el veterinario americano Richard Holland sobre diversas afecciones del ojo en los animales confirman ampliamente las declaraciones del doctor Neville Baron (*Creatures in Our Care*, Austin, 1985).

Cataratas

Las cataratas son una enfermedad del ojo de causas todavía misteriosas. La herencia y la edad tienen un gran peso. Otras causas posibles son la diabetes, un desorden glandular, una infección del globo ocular. La persona ve cada vez peor.

En la medicina árabe se cuidaban las cataratas con gel fresco de aloe de la isla de Socotra. Hoy en día mucha gente ha probado con éxito este método para tratar la misma dolencia. Así, en un estudio ruso, inyecciones de aloe permitieron regenerar las fibras nerviosas del ojo en conejos a quienes habían provocado experimentalmente una catarata de la córnea.

No sólo es posible contrarrestar la progresión de la enfermedad, sino también recuperar una visión normal o casi normal en muchos casos. Existen gotas para los ojos a base de aloe. ¡Pero se requiere perseverancia! Pueden pasar semanas o meses antes de que se aclare la vista.

Como suele ocurrir, la gente acude a semejantes métodos cuando ninguno de los habituales ha funcionado. En caso de desesperación, ¿por qué no verificar «con sus propios ojos» si el aloe vera funciona?

Conjuntivitis

La conjuntivitis es la inflamación de la conjuntiva o membrana mucosa que tapiza el interior de los párpados y la cara anterior del globo ocular. El aloe vera está totalmente indicado en este caso, tal como consta en el testimonio ya clásico del doctor Derry Lawrence aparecido en la sección de correo del prestigioso *New England Journal of Medicine* (9 de agosto de 1984):

«Además de médico me enorgullezco de ser soldador. Desde hace años he podido pues experimentar en mis propios ojos lo dolorosas que podían ser las quemaduras ocasionales de la conjuntiva. Nunca había oído hablar de un tratamiento eficaz para tratarlas, aunque hubiese probado varios. Hace algunos años descubrí un tratamiento muy eficaz que debo comunicaros.

La gelatina clara proveniente de las hojas frescas de aloe vera rotas o cortadas es estéril y calmante. En una o dos instilaciones directas en el ojo o los ojos afectados alivia rápidamente todos síntomas y parece acelerar la curación.

La conjuntivitis puede tener una forma aguda o crónica. El aloe vera actúa en ambos casos, tanto en forma de gotas como de gelatina (fresca o estabilizada)».

Cómo aplicar el aloe vera a los problemas menores de los ojos

Gracias a sus propiedades bactericidas y microbicidas el aloe vera puede eliminar diversas infecciones oculares. Tiene además un efecto anestesiante y calmante cuando el ojo está irritado por una razón u otra.

El aloe vera está, pues, muy recomendado si suele tener los ojos secos (algo bastante corriente pasados los 60 años) o si sus ojos soportan mal las lentes de contacto.

También puede ser bastante útil para los ojos cansados, por ejemplo si trabaja largo rato con el ordenador o está obligado a leer mucho por razones escolares o profesionales.

- No tema aplicar entonces el gel sobre la pupila, con la condición claro está de emplear sólo gel fresco o estabilizado. Si utiliza gel de la planta, asegúrese de que la savia amarilla de la corteza no se mezcle con el gel. Eso podría tener efectos muy irritantes.
- Como ya dijimos, también existen gotas de aloe vera especialmente concebidas para los ojos. No olvide lavarse bien el ojo antes de aplicar o instilar aloe vera. Aclárate el ojo pasado un cierto tiempo de aplicación (entre 15 y 30 minutos).
- Por otra parte, el aloe vera es excelente para tratar los orzuelos. Basta con extender gel varias veces sobre la parte afectada.

Tenga por seguro que es eficaz. La irritación desaparece rápidamente y la inflamación se esfuma al cabo de dos o tres días. Sabemos que en general un orzuelo puede durar tranquilamente quince días.

Capítulo 9
Enfermedades respiratorias

Catarros, tos, congestión, dolores de garganta y sinusitis

Desde siempre el *Ayurveda* o medicina tradicional de la India afirma que el aloe sirve de expectorante para aliviar los catarros, la tos, la congestión y muchos otros desórdenes respiratorios. En China, durante la dinastía Tang (618-905 d. C.) también se utilizaba para tratar la sinusitis (como aplicación externa) y la fiebre en los niños (como aplicación interna).

Como vimos, la ciencia moderna demostró que el aloe tiene propiedades bactericida, antiséptica y analgésica. Por eso no sorprende que pueda actuar en este tipo de casos.

- El aloe vera es un excelente remedio en caso de dolor de garganta o tos. Contribuye tanto a combatir la infección como a disminuir el dolor o la irritación. Al contrario que muchos preparados comerciales, puede tragarse para que actúe más profundamente. Puede hacer gárgaras largo rato con gel y después tragárselo. O también conseguir aloe vera líquido dentro de un frasco con un vaporizador. Vaporice el fondo de la garganta de vez en cuando.
- Observe que, de este modo, también puede evitar perder la voz.
- Pruebe también la técnica de la inhalación para descongestionar. Hierva hojas de eucalipto y aloe cortadas en trocitos; siéntese ante la mesa con la cacerola; ponga la cabeza encima y cúbrala con una toalla. Quédese el tiempo que quiera inhalando el vapor.
- Una receta de inspiración ayurvédica para el catarro o la gripe: mezcle una cucharadita de jengibre molido con agua caliente; añada dos cucharaditas de miel; vierta dos cucharadas soperas de gelatina de aloe vera (pasa la gelatina por la batidora si proviene de la hoja). Esta receta de inspiración

ayurvédica actúa como desinfectante y tónico. El jengibre es una planta de virtudes variadas. Tiene propiedades desinfectantes y aclara la sangre. Combinada con aloe vera hace maravillas.

- Recetas cubanas para el catarro y la tos:

Catarro y ron

En Cuba, un remedio popular contra el catarro consiste en mezclar pulpa de aloe vera con ron y azúcar. Sustituya el azúcar por la miel y tendrá una receta interesante. Al contrario que el azúcar, la miel tiene ciertas virtudes medicinales.

Un jarabe para la tos

Corte en cubos la pulpa del aloe vera, límpiela. Póngala en un trozo de tela y exprímala para extraer todo el jugo amargo, hiérvala en agua durante una hora. Fíltrela de nuevo y hiérvala otra vez durante un rato tras añadir dos partes de azúcar de caña (mejor si es miel).

Rinitis y la ocena

El aloe también actúa sobre la rinitis y la ocena. La rinitis es una inflamación de la mucosa nasal. La ocena corresponde a una atrofia de la mucosa nasal que provoca crostas y secreciones fétidas. Al menos dos investigadores rusos testimoniaron las virtudes del aloe ante ambas dolencias.

He aquí sendos extractos de sus artículos respectivos que además tienen la ventaja de indicar técnicas terapéuticas.

Rinitis aguda:

«Para tratar la rinitis aguda empleamos un extracto de aloe que obtuvimos prensando las hojas frescas de especímenes cultivados en interior. Cada día instilamos en la nariz 5 o 6 gotas de la solución, en inter-

valos de varias horas. Pedíamos a los pacientes que no se sonasen du-rante 10-15 minutos tras la instilación...

Los síntomas de la rinitis desaparecían generalmente en las 24 horas siguientes y sólo en casos aislados era necesario otro tratamiento de 24 horas. También se observó una mejora significativa cuando este método era aplicado a casos de gripe». (Doctor E. A. Pokrovskaya, del Primer Hospital Clínico Municipal de Moscú).

Rinitis y ocena atrófica:

«A 15 pacientes con ocena y 7 con rinitis se les inyectó tintura de aloe bajo la membrana mucosa de la parte inferior de las fosas nasales. Se les administró 2 ml de tintura por semana. El tratamiento completo consistía en 10 inyecciones. Uno de los pacientes recibió 15 inyecciones.

Tras la primera inyección todos los pacientes mostraron una mejora de su estado general: los dolores de cabeza desaparecieron; la respiración nasal y el sentido olfativo mejoraron; el olor cedió; las crostas se despegaban más fácilmente y su número disminuyó (en el caso de la ocena); aparecieron secreciones más fluidas». (I. V. Alek Seyeva, Segundo Instituto Médico de Moscú).

Autotratamiento

Para cuidarte tú mismo puedes emplear:

- gotas de aloe vera a la venta;
- gelatina fresca o estabilizada (aplíquela entonces sobre la pared externa e interna de la nariz);
- líquidos concentrados comerciales de aloe vera (vaporiza en la nariz o hiérvalos con agua e inhala el vapor).

Asma y bronquitis

El asma y la bronquitis se caracterizan por una dificultad respiratoria. A veces cuesta distinguirlas.

Con el asma la respiración se vuelve ruidosa y silbante, la tos es dura y seca. Respecto a la crisis de asma propiamente dicha, crea un verdadero sentimiento de sofoco que puede durar varias horas.

En su forma aguda, la bronquitis proviene de la complicación de un catarro o una gripe. Se caracteriza por una tos violenta y persistente acompañada de expectoración de las secreciones que se han acumulado en los bronquios.

Esta tos es benéfica en la medida en que permite limpiar los bronquios del exceso de *mucus*. Si la bronquitis no es tratada puede acabar siendo crónica o incluso degenerar en un desorden más grave como el asma.

Autotratamiento

- La técnica de la inhalación ya mencionada es un remedio tradicional para aliviar el asma o la bronquitis. También puede emplear el aloe vera con un vaporizador, sobre todo si no tolera el vapor. Ya en 1918, en un artículo publicado en el *British Medical Journal* (7 de septiembre de 1918) el doctor F. W. Cock aconsejaba vaporizar una solución de aloe para aliviar la bronquitis.

- Utilice también el aloe vera en uso interno como tónico y purificador de la sangre. En la medicina ayurvédica de la India se utiliza en uso interno para tratar la bronquitis. En Java se mezcla la pulpa con azúcar para aliviar el asma y diversas manifestaciones bronquíticas.

- Obviamente, en el caso del asma el carácter crítico de las situaciones varía según se trate de un asma alérgica, nerviosa, cardíaca o bronquítica.

Observación: no olvide que el asma puede tener causas psicosomáticas. Una terapia que busque controlar el sentimiento de pánico permite detener las crisis de asma. A veces la hipnosis permite incluso eliminarlas completamente.

Por otra parte, un estudio publicado en *The Lancet* de junio de 1990 también mostró que la respiración yóguica podía reducir considerablemente la incidencia de las crisis de asma de origen alérgico. Cuando siente que viene una crisis, empiece a respirar e inspirar lentamente, doblando el tiempo de expiración respecto a la duración de la inspiración.

Tuberculosis

El investigador sudafricano W. G. G. Bruce cuenta que al menos una tribu bantú utilizaba una especie de aloe para tratar la tuberculosis en su fase inicial («Medicinal properties in the Aloe», en *Excelsa*, nº 5).

Una vez más, tradición y modernidad se unen y es que estudios americanos y sudafricanos indican que el aloe combate la bacteria de la tuberculosis.

También sabemos que doctores rusos utilizaron el aloe vera con éxito para tratar la tuberculosis. Un estudio ucraniano publicado por A. Gerasisov, del dispensario regional para tuberculosos de Nikolaiev concluye así: «La inhalación de extracto de hoja de aloe permite tratar con éxito a pacientes con tuberculosis pulmonar, en particular si se trata de la forma crónica, cuando la terapia antibacteriana resulta ineficaz».

Esta aplicación del aloe es especialmente interesante porque si bien la tuberculosis parecía haber desaparecido totalmente en los países desarrollados, ahora vuelve con fuerza en medios en los que pervive la miseria. He aquí algunas ideas sobre las curas.

Autotratamiento

- La inhalación de la hoja de aloe hervida es una técnica tradicional para tratar la tuberculosis. Eso también puede realizarse sin riesgo alguno con extractos de aloe como consta en el estudio ucraniano que acabo de mencionar: «[...] La inhalación de extracto de aloe es absolutamente inocua como han confirmado más de 2.000 inhalaciones».
- La técnica por inhalación no es la única posible. En un artículo aparecido en *Economic Botany* en 1961, Julia Morton explica que en Java se corta la pulpa mucilaginosa en cubos y se mezcla con jarabe de rosas para tratar la tuberculosis.
- En Estados Unidos, muchos afirman haber tenido buenos resultados bebiendo jugo comercial de aloe vera. En cuanto

a las cantidades necesarias en este caso, cada cual debe ver con qué cantidad «la cosa funciona». Se menciona el caso de un paciente que había consumido más de dos litros y medio de gel de aloe vera estabilizado durante la semana anterior a una operación en la que deberían extirparle el pulmón izquierdo. ¡El día de la operación los rayos X revelaron que el tumor maligno había disminuido tanto que la operación fue inútil!

- ¿Habríamos obtenido los mismos resultados consumiendo menos aloe vera? No es fácil decirlo. Una cosa es segura, mucha gente ha solucionado graves patologías con unas cuantas cucharadas soperas al día.

Observación: son necesarios otros estudios para examinar las modalidades de aplicación del aloe vera en el tratamiento de una afección tan grave como la tuberculosis. Pero nada impide que los tuberculosos recurran al aloe vera paralelamente a otros tratamientos clásicos. Una vez más, es como la apuesta pascaliana: tienen todo que ganar y nada que perder probando el aloe vera.

Capítulo 10
Artritis y artrosis

Muchos artríticos me han contado que el aloe vera les alivia, tanto aplicado localmente como por vía oral. Ciertos informes médicos dan fe de ello. En casos de poliartrosis invalidante, algunos han podido incluso recuperar un uso casi normal de sus miembros.

¿Remisión espontánea, efecto placebo o alivio real? Cuesta decir con enfermedades tan maliciosas como la artritis (aspecto inflamatorio) o la artrosis (aspecto degenerativo). En cualquier caso, la medicina no tiene derecho a prohibir a la gente que pruebe remedios poco habituales allí donde tiene tan poco que ofrecer. En palabras del prestigioso cirujano francés Philippe Orengo:

> *«Sabemos que más del 15% de las patologías renales graves están asociadas al consumo de antiinflamatorios. También se dice que más del 30% de las úlceras gástricas son provocadas por esos mismos medicamentos. ¡Es una barbaridad! Así, toda una patología es provocada por los tratamientos utilizados en reumatología. Más sorprendente aún, en la literatura médica consta que en la mayoría de casos los antiinflamatorios agravan la artrosis»*
>
> (Médicines nouvelles, número especial 1)

¿Qué puede hacer el aloe vera por los artríticos?

En cualquier caso, los artríticos pueden contar con los efectos antiinflamatorios del aloe vera, que han sido objeto de varias investigaciones totalmente respetables.

Antiguo profesor de fisiología en el Pennsylvania College of Pediatric Medicine (Filadelfia), el pediatra Robert H. Davis es, sin duda, quien más ha estudiado los efectos del aloe vera en los casos de artritis experimental en las ratas.

Según él, los considerables efectos del aloe vera sobre las inflamaciones y los edemas se explicarían por la presencia de los siguientes elementos: ácido salicílico, vitamina C y E, alotocina A, lactato de magnesia, bradikinasa (una encima) y giberalina (un glicósido).

La oligoterapia permite comprender mejor los efectos antiartríticos del aloe vera, que se compone de una gran variedad de oligoelementos.

Uno de los pioneros de la oligoterapia, el doctor Henry Picard obtuvo en efecto resultados notables prescribiendo oligoelementos a enfermos de artritis reumatoide (50% de éxito) y de espondilitis (95%). (Los oligoelementos son metales orgánicos que desempeñan un papel esencial en el inicio de muchas reacciones enzimáticas necesarias para nuestro equilibrio biológico.)

Según el doctor Yves Roy, los oligoelementos siguientes son indispensables para reconstruir la articulación enferma: magnesio, cobalto, azufre, zinc, potasio, manganesio, fósforo, flúor (*Vitalitus*, noviembre-diciembre de 1986, págs. 15-18). Así, que el aloe vera contenga al menos cinco de estos oligoelementos podría explicar su acción antiartrítica.

De hecho, según Jeffrey Bland, investigador del Linus Pauling Insitute of Science and Medicine (Palo Alto, California) el consumo de jugo de aloe vera podría mejorar la condición artrítica favoreciendo una mejor absorción de los antígenos presentes en ciertas proteínas.

Este punto de vista se hace eco de las investigaciones del doctor Hemings que han demostrado que una degradación incompleta de las proteínas de sustancias alérgicas como el gluten de trigo y la caseína de la leche puede desencadenar un asalto directo de los antígenos sobre la mucosa gastrointestinal. Dichos productos incompletamente degradados también pueden atravesar la mucosa gastrointestinal (demasiado permeable), penetrar en el sistema circulatorio y, a partir de ahí, provocar reacciones anticuerpos-antígenos susceptibles de agravar los síntomas de la artritis.

Por último, ya tenemos pruebas de que el aloe vera alivia los dolores articulares al impedir que el calcio se acumule en los tejidos (Longevity, enero de 1989, pág. 16).

Autotratamiento

- Si padece de artritis no olvide combinar los efectos internos y externos del aloe vera.

- Si desea utilizar el aloe vera internamente para tratar la artritis, toma entre 60 y 120 ml por día en función de tus reacciones (¡pero con la condición de que se trate de un producto con un 100% de aloe vera!).
- Para las inflamaciones agudas de las articulaciones se requieren aplicaciones repetidas. Pruebe tanto el gel estabilizado como los cataplasmas de hoja fresca.
- Internamente, la acción combinada de varias plantas antiartríticas puede resultar benéfica. Así, podría consumir también una planta antiinflamatoria como la garra del diablo (*Harpagophytum procumbens*) que ha sido objeto de estudios bastante concluyentes.

La importancia de combinar varios enfoques

No olvide que la artritis o la artrosis son males complejos que dependen de muchas causas. Para curarlas deben trabajarse todos los niveles, tanto los físicos como los psicológicos.

La alimentación es otro importante factor de curación. Obviamente, a menos que se trate de gota, la medicina casi no cree que una alimentación especial pueda curar la artritis. Sin embargo, varios estudios muestran que un régimen alimentario bajo en materias grasas puede hacer milagros.

Así, durante una investigación realizada en la facultad de medicina de la Wayne University, seis pacientes con artritis reumatoide se sometieron a un régimen sin materias grasas durante siete semanas. Sus síntomas desaparecieron completamente. Pero cuando estas personas volvieron a su régimen alimentario habitual, los síntomas artríticos reaparecieron en tres semanas.

De hecho, también le conviene combinar los tratamientos de aloe vera con la magnetoterapia, cuyos efectos antiinflamatorios y analgésicos han sido confirmados por varios estudios serios.

Además de esto, encontramos toda la dimensión psicológica. Muchos especialistas coinciden en ver en la artritis una enfermedad en buena medida psicosomática en la que el resentimiento, la culpabilidad, el odio a uno mismo desempeñan un papel preponderante. En su libro *S'auto-guérir c'est possible* (Editions Québec-Amérique), Marie Lise Labonté explica cómo pudo mandar a la porra a la silla de ruedas y la muleta aprendiendo a quererse y a librarse de lo que llama su «artritis mental».

Una cosa es segura, la artritis y la artrosis no son tan incurables como pretende la medicina oficial. Al menos cuando se aborda antes de que la degeneración de las articulaciones esté muy avanzada.

Capítulo 11
El papel del aloe vera en la cosmética

Nuestra piel es el fiel reflejo de nuestro estado de salud y de nuestra autoestima. Por ello se la considera desde siempre espejo del cuerpo y del alma. El aloe vera actúa como protector, regenerador y revitalizador de la piel. Cuanto más vayamos conociendo sobre todo lo que el aloe puede llegar a hacer por nuestra piel, mejor la podremos cuidar y mejor nos sentiremos en ella.

Siéntase bien en su piel

El *Cantar de los cantares* de Salomón dice: «Mi amada es un jardín, lleno de hermosas plantas/ sus brotes son un vergel de granadas, con frutos exquisitos:/ alheña con nardos/ nardo y azafrán, caña aromática y canela/ con todos los árboles de incienso, mirra y aloe/ y los mejores perfumes». El aloe es una de las plantas más hermosas de su jardín de amor, y la línea que separa el amor de la belleza es muy fina. Y la belleza y la salud constituyen una unidad indisoluble. Esta es la mejor prueba de que el aloe *vera barbadensis Miller* constituye una verdadera maravilla de la diversidad. Además de tener un efecto positivo en nuestra salud, es beneficioso para la cosmética de la piel.

La piel humana tiene múltiples funciones. Constituye nuestra principal capa protectora contra el mundo exterior; almacena nutrientes y agua, y es un órgano sensorial decisivo: sin los millones de células nerviosas que contiene no podríamos percibir las temperaturas ni percibir el mundo con el tacto. Nuestra piel es el órgano más extenso de nuestro cuerpo. En un adulto cubre una superficie de hasta dos metros cuadrados, y puede llegar a pesar seis kilogramos. Alrededor de dos millones de células de la piel protegen nuestro organismo de los agentes patógenos, los rayos solares, el exceso de calor y la desecación. A través de los poros elimina las sustancias nocivas y absorbe las sustancias nutritivas y el oxígeno.

Los distintos tipos de piel requieren cuidados específicos para la conservación de su estado y la protección de los influjos adversos. Es por ello que hay que tener en cuenta las necesidades de la piel: de día necesita protección y de noche, se regenera; preferiblemente con la ayuda de algún tratamiento que favorezca este proceso.

De pies a cabeza

La piel humana se regenera gracias a la división celular. Es nuestra oportunidad para borrar las huellas que la vida deja en nuestra piel. ¿Cuál es el secreto de una piel bonita? Unos cuidados adecuados, curas de sueño, una correcta alimentación y ejercicio. ¿Qué tipo de cuidados necesita la piel? Los cuidados ideales para esta dependen del tipo de piel de cada persona, la edad y el estado de la misma, y debemos diferenciar los cuidados de la piel facial de la corporal. En el ciclo vital de la piel, cada vez que esta entra en contacto con el agua, pierde humedad. Todo contacto con el medio ambiente es también un deterioro, como por ejemplo la exposición a los rayos del sol, la polución o el frío. Y cuando envejecemos la regeneración de la piel disminuye. Si quiere hacer del aloe vera un aliado de una piel bella y sana, puede elegir entre los productos cosméticos elaborados con esta planta y las recetas caseras que aquí indicamos. Si son de calidad, los productos con aloe vera estabilizan la película hidrolíptica de la piel y la protegen de los impactos ambientales dañinos. Lamentablemente, hay muy pocos fabricantes que ofrezcan productos cosméticos con aloe de calidad. En comercios especializados por lo general se pueden adquirir hojas frescas de aloe vera. Como consumidores, a la hora de comprar cosméticos con aloe vera debemos tener en cuenta los siguientes puntos:

- Los productos cosméticos no deben contener agua, sino jugo de aloe vera puro.
- La proporción de la preciada aloverosa debe ser preferiblemente alta.
- La planta de aloe vera tiene que haber sido cultivada en inmejorables condiciones de crecimiento y haber sido recolectada siguiendo una técnica adecuada.
- Debe contener aceites vegetales en lugar de aceites minerales.

- Se tiene que haber utilizado un mínimo número de conservantes.
- La proporción de aloe vera figura en la lista de ingredientes y entre las primeras posiciones.

En los productos cosméticos como los geles de ducha o champúes, que se enjuagan rápidamente, no es necesario que la proporción de aloe vera sea tan alta. Para proporcionar una mayor humedad, el aloe ha de permanecer el tiempo suficiente en la piel y el cabello. En las cremas y lociones corporales, los componentes del aloe vera tienen la oportunidad de actuar porque penetran la piel. Con la concentración y calidad adecuados, estos productos con aloe son muy efectivos en el cuidado de la piel, manteniéndola joven y fresca.

El aloe nos embellece

Las células muertas son eliminadas y sustituidas por células nuevas. Nuestra piel se renueva constantemente. El aloe vera puede acelerar este proceso al favorecer celular. Sus enzimas ponen en marcha la evacuación de las células muertas de la piel, además de eliminar las impurezas metabólicas y el sudor. El efecto regenerador del aloe también se hace patente en las quemaduras solares, al hacer que las células crezcan entre seis y ocho veces más rápido de lo normal.

Un correcto cuidado de la piel debería llevar diez minutos diarios. Existen muchas posibilidades de beneficiar a nuestra piel. Y es aquí donde entra en escena el aloe.

La Organización Mundial de la Salud (OMS) considera el gel de la hoja cortada la parte más beneficiosa de la planta de aloe. ¿Qué puede hacer por nosotros? La hoja fresca de aloe vera contiene vitamina E, que favorece la absorción de oxígeno de las células del tejido y combate, por lo tanto, el envejecimiento prematuro de la piel. El valor del pH de una piel sana se sitúa entre 5,5 en un entorno ligeramente ácido. De ahí viene el nombre del manto hidrolipídico o manto ácido hidrolipídico. Como el gel de aloe vera tiene el mismo pH que nuestra piel, protege dicho manto. Además, tiene un verdadero efecto rejuvenecedor, puesto que favorece el almacenamiento de colágeno en la piel. El colágeno alisa la piel de dentro hacia fuera, proporcionándole un aspecto joven y elástico. Debido a su poder de penetración en la piel, el aloe vera es mucho más indicado que los productos cosméticos. De este modo, el gel de aloe penetra más rápido y profundamente que el agua y todos los demás agentes activos, además de proporcionar hidratación. Gracias a esta propiedad, no sólo está indicado para el cuidado diario de la piel, sino que, además, alivia la piel irritada a causa de quemaduras solares, neurodermitis y reacciones alérgicas. También activa la circulación sanguínea y mejora el suministro de oxígeno de la piel. Como los poros no se cierran, la piel se limpia por sí misma. El que padezca inflamaciones de la piel, puede encontrar un aliado en el aloe vera y beneficiarse de su efecto positivo en la regeneración de células. Esta enorme capacidad cicatrizante podemos comprobarla en la misma planta: si se corta una hoja, la superficie de le herida se cierra en un tiempo récord. En primer lugar, supura un poco de jugo en la zona dañada, unos minutos más tarde éste se estabiliza hasta formar una segunda piel, y poco después, esta piel se ha consolidado de tal modo que la herida ya es apenas visible. Sus carbohidratos inherentes, tales como la aloverosa, activan la cicatrización de la piel, mientras que el ácido salicílico previene las inflamaciones.

Uno para todos

¿Piel normal, grasa, seca o madura? El aloe vera puede ayudarlas a todas porque es lo que conoce con el nombre de adaptógeno: una sustancia que se ocupa de disminuir lo que sobra y aumentar lo que falta. Esta es una característica única del aloe vera, gracias a la cual equilibra y regula todo tipo de pieles. Y con el aloe vera tampoco se tiene que hacer ninguna distinción entre el cuidado de noche, día, hombre o mujer. ¿Qué significa esto a nivel práctico? Con el aloe, las pieles secas se hidratan y las pieles grasas se normalizan. Para que los agentes activos del aloe puedan penetrar libremente en la piel, límpiela antes con agua y una leche limpiadora sin alcohol. También puede complementar el tratamiento de su piel mezclando el aloe con algún aceite, puesto que dicha combinación deja la piel extremadamente suave. Además, de este modo, el aloe vera puede penetrar en el tejido subcutáneo y llegar a todas las capas de la piel. Como el aloe no contiene grasas, si se quiere utilizar externamente se le tienen que añadir un par de gotas de aceite. Con la ayuda de moléculas grasas, sus agentes activos actúan dentro y fuera de la piel. Tanto si se trata de la cara, el contorno de los ojos o el cuerpo, sólo se debe aplicar en dichas zonas un trozo de hoja fresca de aloe con un par de gotas de aceite vegetal con un suave masaje.

Es una buena idea dejar que una buena esteticista examine su piel. Ella determinará su estado y el tratamiento que le corresponde.

En las recetas que a continuación presentamos encontraremos propuestas de uso para los aceites vegetales, disponibles en farmacias. Elija los aceites según sus necesidades y preferencias. Sólo debe asegurarse de que son naturales y han sido prensados en frío.

Con los valiosos aceites vegetales de frutas, brotes, frutos secos y semillas se afianzan los agentes bioactivos y se estimulan los procesos naturales de regeneración y purificación de la piel. Hay un especialista para cada necesidad:

- **Aceite de hueso de albaricoque:** indicado para pieles secas; alisa, afirma e hidrata.
- **Aceite de avellana:** fortalece el tejido conjuntivo, mejora el acné, actúa contra las arrugas y equivale a un factor solar 10.
- **Aceite de caléndula:** tiene un efecto calmante y antiinflamatorio: es especialmente indicado para las pieles maduras y de bebés.
- **Aceite de jojoba:** protege y regula el balance hídrico de la piel.
- **Aceite de oliva:** muy indicado para las pieles secas: tiene un efecto térmico y beneficioso.
- **Aceite de ricino:** tiene una gran capacidad de penetración en la piel y un efecto graso.
- **Aceite de sésamo negro:** es muy indicado para las pieles fatigadas e inflamadas; alivia las molestias derivadas de los trastornos pigmentarios de la piel después de demasiado sol.
- **Aceite de germen de trigo:** tiene vitamina E, que mejora la hidratación de la piel.

La verdadera belleza está en el interior

Los mejores y más caros tratamientos para la piel no sirven en absoluto si no proveemos a nuestro organismo de sustancias vitales mediante la alimentación. La verdadera belleza está precisamente en el interior: el jugo natural de aloe vera, con su cantidad de agentes activos y sustancias nutritivas constituye el complemento alimenticio ideal para mantener la piel sana por dentro. Dado que la función del estómago y los intestinos es indispensable para un aspecto sano de la piel, no debemos subestimar el efecto regulador del aloe vera. Usado internamente, favorece el proceso de regeneración de las células de la piel y, además, para las jóvenes células, supone una enorme reserva de sustancias nutritivas con alta disponibilidad. Si quiere hacer algo bueno por su piel, tome dos o tres veces al día antes de las comidas una cucharada de jugo de aloe vera puro, ya sea solo o diluido en agua o zumo de frutas. En nuestro especial de las páginas 147-151 se proporcionan recetas para elaborar exquisitos cócteles de bienestar y belleza con aloe vera.

Nuestra piel se ve afectada por nuestro estilo de vida y edad. En el cuidado de nuestra salud, condición necesaria para toda belleza, juega un papel fundamental una correcta alimentación, tanto como una correcta higiene y la relajación.

Capítulo 12
Recetas de belleza caseras

Con el aloe vera, su tratamiento de belleza se convierte en un tratamiento de salud para la piel. El aloe posee ingredientes de gran valor y retiene la humedad durante mucho tiempo. Siga el ejemplo de Cleopatra y deje que el aloe vera regule la hidratación de su piel, salvaguarde su manto hidrolipídico ácido y proteja la piel de las amenazas exteriores.

Leche limpiadora
Receta
* 200 ml de gel de aloe vera
* 80 ml de aceite de almendras
* Una gota de aceite esencial de limón

Para la mascarilla intensiva:
* Un trocito de gel de aloe vera
* Diez gotas de aceite de almendras

Tratamiento
Para preparar esta leche limpiadora, se deben mezclar los ingredientes. Aplíquese una pequeña cantidad por la mañana y por la noche en el rostro y el cuello limpios mediante suaves movimientos circulares, evitando la zona de los ojos. A continuación, retirar con abundante agua templada.

Ahora la piel está preparada para la mascarilla intensiva: aplíquese un trozo de aloe vera con suaves golpecitos en el rostro. Añada al gel cinco gotas de aceite de almendras y deje actuar el conjunto durante 3-5 minutos. A continuación, dejar caer cinco gotas de aceite de almendras en la palma de las manos y aplicar en el rostro, el cuello y el escote. Acomódese y sienta la textura relajante y agradable de su piel.

El aceite de almendras suave es un producto excelente para el cuidado de pieles secas y sensibles. Alisa y suaviza la piel. Este aceite de gran calidad deja la piel sensible más flexible y elástica. Si desea una sensación de relajamiento en lugar de una sensación de frescor, sólo debe sustituir el aceite de limón por aceite de rosas.

Exfoliante con tierra medicinal
Receta
- 10 ml de tierra medicinal (equivalente a una cucharada)
- 20 ml de jugo de aloe vera

Tratamiento
Este exfoliante elimina las células muertas y estimula la creación de otras nuevas. Para ello, mezcle los ingredientes y aplíquese la masa cremosa en la piel y el cuello con suaves fricciones. Deje actuar al conjunto durante 10 minutos y retírelo con abundante agua templada. Consejo de utilización: úselo una o dos veces por semana después de la limpieza de la piel.

Exfoliante con aceite y tierra medicinal
Receta
- 10 ml de tierra medicinal (equivalente a una cucharada)
- 20 ml de jugo de aloe vera
- 20 ml de aceite de sésamo negro

Tratamiento
Complemente la limpieza de las pieles irritadas y cansadas con un exfoliante con tierra medicinal y aceite de sésamo negro. Mezcle cuidadosamente los ingredientes de modo que el ungüento resultante no quede demasiado líquido o, de lo contrario, no se podrá extender bien. Aplíquese el conjunto aceitoso en el rostro mediante suaves movimientos circulares y retírelo después de 10 minutos con agua tibia.

Gel de ducha estimulante
Receta
- 10 ml de tierra medicinal (equivalente a una cucharada)
- 20 ml de jugo de aloe vera
- 20 ml de aceite de sésamo negro

Tratamiento

Para conseguir un gel de ducha que haga desaparecer el cansancio y el estrés y relaje la actividad corporal, sólo tiene que enriquecer un jabón líquido con pH neutro con jugo de aloe vera en la proporción de dos a uno (dos partes de jabón, una parte de jugo). Aplíquese primero el gel con una esponja húmeda y dúchese después con agua moderadamente caliente o preferiblemente fría. Disfrute de su efecto estimulante y de la sensación tersa y flexible de su piel.

> Desde la Antigüedad, la tierra medicinal ha sido utilizada interna y externamente para la elaboración de compresas, mascarillas faciales o baños. Se trata de un polvo medicinal natural de la época glacial.

Tónico facial
Receta
- 50 ml de agua de pétalos de rosa
- 50 ml de jugo de aloe vera
- 30 ml de alcohol etílico 96°
- Tres gotas de aceite esencial de geranio

Tratamiento

Esta loción facial purifica y revitaliza la piel después de su limpieza. Para conseguirla, mezcle los ingredientes en un frasco limpio de vidrio oscuro y agítelo. Vierta una pequeña cantidad en un disco de algodón impregnado de agua y aplíqueselo suavemente en el rostro, cuello y escote. En su lugar, también puede utilizar agua mineral o jugo de aloe vera puro.

Exfoliante corporal
Receta
- Un filete de gel de hoja fresca
- Una pizca de sal molida del Himalaya

Tratamiento

Mezcle un pequeño filete de gel triturado de un trozo de hoja fresca de aloe con sal del Himalaya en la proporción uno a uno. Aplíquese el exfoliante con pequeños movimientos circulares y déjelo actuar brevemente. Retírelo con abundante agua templada y úntese la cara con aceite. Proporciona una inmediata sensación de bienestar a su piel.

El gel de hoja fresca de aloe vera mezclado con sal del Himalaya constituye un excelente exfoliante. Estimula la evacuación de líquidos en los tejidos de la piel propensos a la celulitis; elimina las células muertas y las impurezas de la piel. Esta combinación ayuda a mejorar el estado de la piel y actúa de forma efectiva contra el cansancio.

Aceite de masaje para las pieles secas
Receta
- 30 ml de jugo de aloe vera
- 30 ml de aceite vegetal de alta calidad

Tratamiento
Un masaje de aloe vera en combinación con aceites vegetales de calidad como el aceite de almendras o jojoba; aceites esenciales o aceite de oliva estimula el metabolismo de la piel, fortaleciéndola y dejando el cutis sedoso. Relájese o dese un capricho con este masaje. Mezcle todos los ingredientes en un vaso, cúbralo y agítelo bien. Apliquese una pequeña cantidad en la totalidad del cuerpo o en las zonas tensas (nuca, espalda, plexo solar). Preferentemente, aplicar una pequeña cantidad mediante un masaje en la piel todavía húmeda después de una ducha.

Regálese un masaje relajante antes y después de hacer deporte. Este aceite de masaje con aloe vera favorece la circulación sanguínea y relaja musculatura. De este modo evitará la aparición de las desagradables agujetas.

Mascarilla corporal
Receta
- Una yema de huevo
- 40 ml de aceite de almendras dulces
- 40 ml de extracto de aceite de aloe vera (envasado)

- 20 ml de aceite de germen de trigo
- Un chorrito de zumo de limón
- Cinco mililitros (media cucharadita) de vinagre de sidra
- Cuatro gotas de aceite esencial de melisa

Tratamiento
Para obtener una mascarilla corporal con la que devolver la vitalidad a su piel, repararla y aportarle suavidad, debe proceder del siguiente modo: Deposite la yema huevo en una fuente pequeña e incorpore todos los aceites salvo el aceite de melisa gota a gota, como en la mayonesa, sin dejar de remover. De este modo se consigue una pasta cremosa suave. Añadir el zumo de limón, el vinagre de sidra y el aceite de melisa.

Aplicar en la totalidad del cuerpo, de pies a cabeza. Dejar actuar unas horas por la noche. A ser posible, tomar un baño relajante para retirar la mascarilla e irse a la cama con su pijama favorito.

Mascarilla facial nutritiva
Receta
- Medio aguacate
- Una yema de huevo
- 10 ml de miel
- Agua
- Gel de aloe vera de una trozo de hoja de aproximadamente cinco centímetros de grosor

Tratamiento
Mezcle los ingredientes con agua hasta obtener una mascarilla cremosa. Lávese bien la cara y, si fuera necesario, haga un baño de vapor. Aplíquese la mascarilla con un pincel plano evitando los labios, las cejas y los orificios nasales. Túmbese cómodamente con la mascarilla puesta y relaje su cuerpo por completo. Déjela actuar una media hora, retíresela con agua caliente y refrésquese con una loción facial.

Mascarilla hidratante
Receta
- Una hoja de aloe vera

- 10 ml de miel
- 20 ml de requesón

Tratamiento
Cortar un trozo de aproximadamente cinco centímetros de longitud de una hoja fresca de aloe vera y retirar la corteza exterior. Para obtener un gel lo suficientemente denso, se debe pasar por un colador pequeño. Añadir cuidadosamente la miel y el requesón, y remover. Aplicar inmediatamente la mascarilla en la piel limpia de la cara y el cuello. Acto seguido, masajear suavemente en la piel.

Mascarilla revitalizante
Receta
- Gel de aloe de un trozo de hoja de cinco centímetros de grosor
- Cinco gotas de aceite de avellana

Tratamiento
Acostumbre la piel madura a una mascarilla facial estimulante una vez al mes. Deje caer unas gotitas de aceite de avellana en la palma de la mano y masajee suavemente el cutis. A continuación, aplíquese en la piel el trozo de gel acompañado de suaves golpecitos. Déjelo actuar durante veinte minutos, mientras se relaja en el sofá.

Es posible que durante este tiempo tenga una sensación de picor, escozor u irritación en la piel. Sólo son indicadores de la actividad de los agentes activos del aloe vera, pero acabarán por desaparecer. Una hora más tarde su piel se relaja. La sensación de picor no es ninguna reacción alérgica, tan sólo refleja la actividad con la que el aloe refresca la piel. Retire el excedente mediante un masaje o con un disco de algodón impregnado con tónico facial. Para finalizar, distribuya un poco de aceite por su piel mediante movimientos circulares.

El gel de aloe vera activa la capacidad de autorregulación de la piel para una belleza natural. Le proporciona hidratación y favorece su equilibrio natural, dejándola descansada y flexible al tacto.

Esencia para pieles jóvenes
Receta
* Dos mililitros de aceite de ricino (disponible en farmacias)
* Gel de un trozo de hoja de aloe vera de tres centímetros de grosor

Tratamiento
Si bien el aloe vera no puede hacer desaparecer las manchas de envejecimiento por completo, sí puede contribuir a disimularlas. Corte un trozo de aproximadamente tres centímetros de longitud de una hoja fresca de aloe vera y deseche la corteza exterior. Pase el gel por un colador pequeño. Añada dos mililitros de aceite de ricino y remuévalo con un tenedor. Aplíquese el producto resultante en las manchas por la noche. Si se trata de una gran superficie de piel, multiplique proporcionalmente la cantidad de gel y aceite de ricino. Retirar por la mañana. Refrescar con agua del grifo templada.

Bálsamo protector anteojeras
Receta
* Dos o tres gotas de aceite de avellana
* Dos trozos de gel de aloe vera

Tratamiento
Hay personas a las que después de una mala noche o días de estrés continuado les suelen aparecer ojeras. Añadir dos o tres gotas de aceite de avellana a dos trozos de gel y aplicar la mezcla en la zona de las patas de gallo. De este modo, las arrugas se alisan y se hacen menos visibles. Los signos de cansancio pasajero dejarán de ser un problema.

Tratamiento descongestivo para los ojos
Receta
* Dos o tres gotas de aceite de avellana
* Dos trocitos de gel de aloe vera

Tratamiento
La hoja fresca de aloe vera también está indicada para las pieles sensibles. Añadir de dos a tres gotas de aceite de avellana a los trocitos de gel de

Aloe. Aplicarlos en los párpados cerrados y dejar actuar durante tres minutos. Presionar con el dedo corazón suavemente la piel.

Como la piel alrededor de los ojos es muy delgada y posee una capa adiposa muy débil, es ahí donde se manifiestan las marcas de cansancio o pocas horas de sueño. En el caso de ojeras profundas o sacos lagrimales, el tratamiento con aloe vera no puede actuar sólo, sino en combinación con un estilo de vida razonable.

Compresa para los ojos
Receta
* 10 ml de jugo de aloe vera o
* 10 ml de loción facial de aloe vera

Tratamiento
Impregne dos discos de algodón con el jugo o loción de aloe vera y apliqueselos en los párpados cerrados o en la zona de debajo de los ojos. Dejar actuar durante dos minutos. Este tratamiento estimula y refresca, a la vez que descongestiona los párpados pesados y atenúa las bolsas y las patas de gallo.

Tratamiento anticaspa
Receta
* 250 ml de jugo de hoja fresca de aloe vera
* Una yema de huevo
* 10 ml de aceite de oliva prensado en frío

Tratamiento
Esta receta es especialmente indicada para los cabellos secos. Mezclar los ingredientes en una batidora, aplicar mediante un masaje en el cuero cabelludo y dejar actuar durante media hora. Esta mascarilla contribuye al cuidado de su cabello y evita la caída del pelo y la formación de caspa.

Revitalizador del pelo y del cuero cabelludo

Receta
- Un trozo de unos 5 cm de longitud de hoja fresca de aloe vera
- Miel

Tratamiento

Todo aquel que sea propenso a tener eccemas en el cuero cabelludo, la caída del pelo o la formación de caspa y quiera reactivar y fortalecer su pelo, puede hacerlo con esta mascarilla de aloe vera de elaboración casera. Para ello, extraiga el gel de una rodaja de hoja fresca de aloe vera y depósitelo en una tacita de café. Añádale tanta miel natural como sea necesario y bata la mezcla con un tenedor hasta obtener una pasta cremosa. Aplicar mediante un masaje en el pelo y cuero cabelludo, y dejar actuar durante diez minutos. A continuación enjuagar el pelo.

> Si el cuero cabelludo está seco, la piel se cae formando innumerables escamas blancas; una visión muy desagradable. En este caso el aloe puede actuar como regenerador y completo estabilizador del cuero cabelludo.

Mascarilla capilar regeneradora

Receta
- 250 ml de aceite de sésamo u oliva prensados en frío
- Una yema de huevo
- Gel de una hoja fresca de aloe vera aproximadamente cinco centímetros de longitud

Tratamiento

Con esta mascarilla se mejora la estructura del pelo quebradizo y se devuelve el brillo al pelo sin vida. Con este fin, pasar todos los ingredientes por la batidora y aplicar el resultado mediante un masaje en el cuero cabelludo y los cabello secos. Dejar actuar un mínimo de quince minutos. Mientras tanto, envolver el cabello en una toalla húmeda, un gorro de baño o film de plástico transparente. A continuación lavar el cabello.

Baño de pies
Receta
- 500 ml de jugo de hoja fresca de aloe vera
- Cinco gotas de aceite esencial de limón

Tratamiento
Teniendo en cuenta que, a lo largo de nuestra vida, nuestros pies dan la vuelta al globo una media de cuatro veces, merecen ser cuidados. Mezcle 500 ml de jugo de hoja fresca de aloe vera con aceite de limón y diluya el conjunto en una palangana para los pies con agua caliente. Mantenga los pies dentro durante diez minutos.

Bálsamo para los pies
Receta
- 250 ml de gel de aloe vera
- Cinco gotas de aceite esencial de lavanda

Tratamiento
Este bálsamo para los pies proporciona a la piel la hidratación necesaria, al tiempo que la deja suave y sedosa. Masajear los pies con 250 ml de gel de aloe vera de la hoja fresca o de la herboristería. Añadir un par de gotas de aceite de lavanda, envolver los pies con film transparente y ponerse unos calcetines deportivos. Dejar actuar durante veinte minutos y lavar con agua templada.

> Este bálsamo suave con aceite de lavanda es un viaje de los sentidos por la Provenza. Tiene un efecto relajante y tonificante. Si se utiliza por la noche, seguro que se tendrá un sueño plácido.

Refresco bucal
Receta
- Trocitos de gel de aloe vera
- 50 ml de jugo de aloe vera dos veces al día

Tratamiento
Chupar un trocito de gel de aloe vera varias veces al día y, acto seguido,

tragarlo. Ello refresca la boca y elimina el mal aliento. Enjuague además su boca por la mañana y la noche con 50 ml de jugo de aloe vera, dejándolo penetrar por los intersticios dentales y escupir.

Aceite de masaje para manos castigadas
Receta
- 10 ml de gel de hoja de aloe vera fresco
- 90 ml de aceite vegetal prensado en frío (por ejemplo aceite de almendra, aceite de jojoba, aceite de sésamo)
- Aceite esencial de limón

Tratamiento
Para el cuidado de las manos se recomienda el uso de gel de hoja de aloe vera maduro y, a ser posible, en combinación con un aceite vegetal de buena calidad. Trocear el gel y mezclarlo con el aceite. Conservar en un lugar fresco y protegido de la luz durante catorce días en un recipiente oscuro y cerrado. Filtrar por un paño de muselina y depositar en un frasco oscuro. Masajear las manos, los lechos ungueales y las uñas, y si fuera necesario, ponerse guantes de algodón por la noche.

Asistencia urgente para labios agrietados
Receta
- Un trozo pequeño de gel de aloe vera
- Cinco mililitros de miel

Tratamiento
La epidermis de los labios y su contorno es cinco veces más fina que el resto de piel facial; es por ello que son muy sensibles al frío, el viento y la luz del sol. Si quiere proteger y regenerar sus labios, póngase por la noche un trocito de gel sobre ellos y a continuación unas gotas de miel. Su uso diario asegura una completa y buena circulación de la sangre en los labios.

Aplicado después de la ducha, este tónico con gel de aloe vera y agua de rosas tiene un efecto deliciosamente estimulante. El polvo de alumbre le confiere un efecto astringente y desodorante. El alumbre tiene una acción reductora de los poros de la piel que impide su transpiración. Al mismo tiempo, destruye las bacterias que causan el mal olor.

Tónico corporal desodorante
Receta
- 150 ml de agua de rosas
- Dos gramos de polvo de alumbre (disponible en farmacias)
- Cinco gotas de aceite esencial de rosa
- 10 ml de alcohol (70%)
- 50 ml de gel de aloe vera (envasado, sin gelificador)

Tratamiento
Diluir el polvo de alumbre en 50 ml de agua de rosas. Diluir el aceite de rosa en el alcohol. Mezclar ambos líquidos con el agua de rosa sobrante y el gel de aloe, y agitar. Conservar en un lugar protegido del sol.

Loción corporal nutritiva
Receta
- 15 ml de Tween 80 (emulsionante, disponible en farmacias)
- 25 ml de aceite de jojoba
- 10 ml de aceite de germen de trigo
- 50 ml de concentrado de aceite de aloe vera (envasado)
- Cinco gotas de aceite de melaleuca
- Tres gotas de aceite esencial de geranio

Tratamiento
Esta loción aporta a su piel la hidratación necesaria de forma rápida, haciéndola más fresca y vital y eliminando la desagradable sensación de tirantez. Su uso regular mejora visiblemente el aspecto de la piel. Depositar el Tween 80 junto con el aceite de jojoba y el aceite de germen de trigo en un recipiente de vidrio y mezclarlo bien. A continuación, añadir el aceite esencial y mezclar bien. Depositar el conjunto en un recipiente oscuro y agitar bien antes de usar.

Mascarilla de lodo para zonas con problemas
Receta

- 10 ml de gel de hoja de aloe vera
- 100 g de lodo del Mar Muerto

Tratamiento

Con esta mascarilla, la piel adquiere una textura fresca, fina y elástica. Mezclar cuidadosamente el gel de aloe vera con el lodo del Mar Muerto. Aplicar la mezcla en la piel limpia de zonas con problemas como el vientre, los glúteos o los muslos. Acto seguido, envolver las partes del cuerpo cubiertas de lodo con una toalla. Dejar actuar durante media hora. Cuando el lodo se empiece a secar, retirarlo cuidadosamente con agua templada.

> El aceite de jojoba es un complemento excelente del aloe vera. Es antiinflamatorio; contiene vitaminas y minerales esenciales; está indicado para todo tipo de pieles y deja la piel sedosa.

Mascarilla exfoliante para brazos y piernas
Receta

- 30 g harina de trigo gruesa y sin blanquear
- 30 ml de jumo de aloe vera fresco
- 10 ml de miel templada

Tratamiento

La piel tiende a secarse, especialmente en las piernas y los brazos. Con esta mascarilla exfoliante se eliminan las células muertas y las impurezas de la piel. Mezclar todos los ingredientes hasta conseguir una pasta fina y aplicar el resultado a la piel limpia. Transcurridos quince minutos, retirar el ungüento primero con agua templada y luego con agua fría, y untar la piel con aceite vegetal puro.

Capítulo 13
Cocinar con aloe vera

Delicias con aloe vera

Tagliatelle con limón y aloe, aloe a la naranja, yogur de aloe y helado con piña: ¡ha leído bien! El aloe vera no es sólo un magnífico aliado de la salud y la belleza; también constituye un interesante hallazgo para todos aquellos que quieran introducirse en terrenos culinarios desconocidos.

Tiene un sabor algo característico, casi amargo, al que uno debe acostumbrarse. Aunque no tardará en descubrirlo: ya sea mezclado con frutas, hortalizas o verduras, o como ingrediente en un cóctel, el filete y el gel de hoja fresca de aloe vera desarrollan todas sus cualidades.

La hoja fresca de aloe vera es la parte de la planta de aloe más utilizada en las recetas aquí expuestas. Al comprar las hojas, debe asegurarse de que proceden de un cultivo ecológico controlado. La calidad del terreno, la exposición al sol y la técnica de cultivo marcan una diferencia cualitativa, que luego se traducirá en la humedad, consistencia y contenido de sustancias vitales y nutritivas del filete de la hoja. Las hojas frescas de aloe vera se pueden adquirir en tiendas de productos dietéticos, herboristerías o por Internet. Asegúrese de que la hoja está rígida al tacto y no tiene marcas ni partes transparentes.

Una correcta preparación

Antes de empezar a cocinar con aloe vera hay que seguir una serie de pasos para que los principios activos comprendidos en la corteza de la hoja no se desprendan. Debe pelar la hoja inmediatamente, desechar la cáscara de la hoja y utilizar el filete transparente de su interior.

La sustancia amarilla que se desprende de la superficie de corte es la aloína, que puede ser dañina para sus intestinos. Se deben desechar los bordes dentados, los nódulos y las espinas. A continuación debemos extraer el filete retirándolo de la parte inferior de la corteza.

Después de desechar los nódulos, se debe dejar el filete en remojo durante media hora para que los principios activos de la aloína desaparezcan por completo. Una vez finalizado dicho proceso, ya puede trabajar con el filete de acuerdo a cada receta.

Es por todos conocido: comer une el cuerpo y el alma, y los platos sanos con aloe vera expuestos en las próximas páginas así lo confirman. ¡Y sin tener que gastarse mucho dinero!

Hacia los descubrimientos culinarios

Una vez cortada la hoja fresca, debe conservarla en un lugar fresco, aunque no demasiado frío; en el cajón de las verduras del frigorífico o en cualquier otro lugar frío de la casa. El lugar del corte debe envolverse con papel de cocina o film transparente. Si no va a utilizarlo inmediatamente, puede congelarlo. Para ello, debería cortar la hoja y el filete de su interior en porciones individuales. De este modo los podrá utilizar según sus necesidades.

Tenemos recetas para entrantes, sopas y ensaladas, deliciosos platos principales y postres; así como de bebidas alcohólicas con el aloe vera como ingrediente especial. Déjese inspirar por estas deliciosas recetas llenas de fantasía.

Entrantes

Cada día es más habitual que en un restaurante únicamente pidamos entrantes. Con las deliciosas recetas aquí sugeridas, nos embarcaremos en un viaje de los sentidos que puede llegar a eclipsar el plato principal. Sencillamente rudimentarios o delicadamente sofisticados, con deliciosos aromas y un carácter fundamentalmente único. Estos pequeños y delicados entrantes elaborados con aloe despertarán todos los apetitos. Disfrútelos.

Sushi de aloe
Ingredientes para cuatro raciones
- 150 g de arroz de grano corto
- Una hoja de alga kombu (alga marina desecada) de 2,5 cm

- Media cucharadita de sal, una cucharada de azúcar
- Una cucharada y media de vinagre de arroz
- 350 g de filete de hoja fresca de aloe vera
- 100 ml de salsa de soja
- Un pepino, tres hojas de alga nori
- Esterillas de bambú o, en su defecto, hojas de aluminio resistente

Preparación

Lavar el arroz con abundante agua. Cocer el arroz y el alga kombu en una olla con 240 ml de agua. Llevar el agua a ebullición y retirar el alga kombu. Tapar la olla y hervir el arroz a fuego medio durante 15 minutos. A continuación, retirar la olla del fuego y dejar el arroz en remojo. Añadir la sal y el azúcar al vinagre de arroz. Verterlo en el arroz y dejar enfriar la mezcla.

Cortar el filete de hoja fresca de aloe en tiras largas, retirar la pulpa con agua caliente, dejarlas secar y marinar con salsa de soja. Lavar el pepino, cortarlo en cuatro trozos y luego en tiras largas. Retirar la parte central del pepino con las semillas.

Extender las hojas de alga nori con el lado rugoso hacia arriba sobre las esterillas de bambú y distribuir el arroz de forma uniforme. Dejar un espacio de 1,5 cm en el borde inferior.

Depositar las tiras de aloe marinadas sobre el arroz y cubrirlas con el pepino. Enrollar las hojas de alga nori con la esterilla.

Dejar reposar las hojas enrolladas con el borde de la hoja de alga nori hacia abajo y, a continuación, con un cuchillo bañado en vinagre, cortar en unidades de aproximadamente cuatro centímetros de grosor.

Si lo prefiere, también se les puede añadir atún. En este caso, rellenar el sushi con una fina tira de atún previamente escurrido, junto con el pepino. Untar el atún con wassabi (rábanos verdes picantes japoneses). Enrollar las hojas tal como se indica en la receta.

Tortellini rellenos de atún y aloe
Ingredientes para cuatro raciones

Para la pasta:
- 250 g de harina

- Dos huevos y una yema
- Una cucharada de aceite de oliva

Para el relleno:
- 150 g de filete de hoja fresca de aloe vera
- 250 g de atún en conserva
- Dos cucharadas de pan rallado
- Nata líquida
- Sal y pimienta

Preparación
Depositar la harina, los huevos, la yema, el aceite y una cucharada de agua en un plato hondo y mezclar hasta conseguir una masa compacta. Envolver la masa en film transparente y dejarla reposar aproximadamente 30 minutos (no dejar en el refrigerador).

Cortar el filete de la hoja fresca de aloe en pedazos, retirar la pulpa con agua caliente y dejar secar. Desmenuzar el atún. Pasar el aloe, el atún y el pan rallado por la batidora hasta conseguir un puré fino. Añadir la nata líquida, la sal y la pimienta y dejar enfriar.

Extender la masa hasta obtener una capa muy fina. Cortar la masa en círculos con un objeto de punta redonda, un vaso o un cortapastas. Rellenar cada círculo con una cucharadita de puré. Doblar los bordes de cada uno de los círculos y ejercer presión con los dedos para que se peguen.

Hervir los tortellini en agua con abundante sal de diez a quince minutos aproximadamente.

El relleno de atún y aloe vera de los tortellini puede variar según el gusto. Otras dos sabrosas posibilidades para el relleno son la carne de cangrejo en conserva o el salmón ahumado.

Crepa con miel y aloe
Ingredientes para cuatro raciones
- 200 g de harina de trigo
- Dos huevos
- 250 ml de gel de aloe vera (envasado)
- 250 ml de suero de mantequilla

- Sal
- Aceite de girasol
- 50 g de miel

Preparación

Depositar la harina en un plato hondo. Añadir el huevo, 200 ml de gel de aloe vera, el suero de mantequilla y la sal, y pasar la mezcla por la batidora hasta conseguir una masa suave.

Calentar el aceite de girasol en una sartén. Dorar doce pequeñas crepas por ambos lados de tres a cinco minutos y mantener calientes.

Mezclar la miel con los 50 ml sobrantes del gel de aloe vera y verter sobre las crepas.

Rúcula con queso fresco y aloe

Ingredientes para cuatro raciones

- 80 g de filete de hoja fresca de aloe vera
- 300 g de requesón descremado
- Un manojo de rúcula
- Sal, pimienta y pimentón
- Dos cucharadas de aceite de oliva
- Dos cucharadas de vinagre balsámico
- Zumo de un limón dulce
- Dos tomates
- Un pepino

Preparación

Cortar el filete de hoja de aloe muy fino, retirar la pulpa con agua caliente y dejar secar. Pasar el requesón por la batidora hasta conseguir una textura suave. Lavar, escurrir la rúcula y cortarla fina. Mezclar la rúcula con el requesón. Añadir sal, pimienta y pimentón y conservar en frío.

Hacer una salsa con el aceite de oliva, el vinagre balsámico y el zumo de limón. Añadir sal y pimienta. Limpiar los tomates y el pepino. Pelar el pepino. Cortar los tomates y el pepino en rodajas y añadirles la salsa.

Servir la rúcula con el requesón y el aloe vera en el centro de un plato. Distribuir la ensalada de tomate y pepino alrededor del requesón y adornar con hojas de rúcula.

Tortilla de aloe y espárragos

Ingredientes para cuatro raciones

- 300 g de filete de hoja fresca de aloe vera
- 500 g de espárragos verdes
- Una patata grande (aprox. 200 g)
- Una cebolla mediana
- Dos cucharadas de aceite de girasol
- Ocho huevos, sal y pimienta

Preparación

Cortar el filete de hoja de aloe vera en rodajas y retirar la pulpa con agua caliente. Dejar secar las rodajas.

Cortar el extremo leñoso de los espárragos, lavar los tallos y cortar en fragmentos de dos a tres centímetros. Pelar las patatas y cortar en rodajas finas. Pelar la cebolla y cortarla en dados.

Calentar el aceite en una sartén grande y rehogar ligeramente la cebolla. Dorar las rodajas de patata y los espárragos. Tapar la sartén y dejar freír a fuego medio durante diez minutos. Añadir el aloe vera y sazonar con sal y pimienta.

Añadir una pizca de sal al huevo y echar con cuidado al sofrito. Cubrir la sartén con un plato, darle la vuelta y dejar dorar.

> En caso de no disponer de espárragos, se pueden sustituir por algún otro ingrediente. Una deliciosa alternativa puede ser un cebollino y dos pimientos rojos.

Relleno de verdura

Ingredientes para cuatro raciones

- 320 g de filete de hoja de aloe vera
- Cuatro tomates medianos
- Ocho champiñones majestuosos
- 250 g de champiñones
- Una cebolla
- Un manojo de hierbas aromáticas (perejil, albahaca, tomillo, etc.)
- 150 g de queso gouda semiseco rallado
- 150 g de queso parmesano rallado
- 100 ml de nata líquida

- Dos cucharadas de aceite de oliva, sal
- Una hoja de perejil

Preparación

Cortar el filete de hoja de aloe vera en dados, retirar la pulpa con agua caliente y dejar secar. Lavar los tomates, cortarlos por la parte superior y vaciarlos cuidadosamente con una cuchara. Retirar el tallo de los champiñones majestuosos y hacer un agujero de dos tercios de profundidad.

Cortar el resto de los champiñones y los tallos en dados. Limpiar las hierbas, secarlas y picarlas finas. Mezclarlas con el parmesano y el gouda. Calentar en el horno a 200 °C.

Dorar la cebolla y los champiñones troceados en una sartén con aceite. Añadir el filete de hoja de aloe vera y las hierbas y remover. Verter la nata líquida y añadir sal. Rellenar los tomates y los champiñones también vaciados con la masa resultante y depositaren un molde para horno. Espolvorear con el queso en rallado. Calentar en el horno durante 15 minutos.

No se recomienda acompañar la salsa de mango y aloe con pan blanco. Para acompañar el pescado, pollo o carne, el mango aporta una nota exótica. En caso de que no se dispusiera de mangos, se pueden sustituir por dos papayas o 175 g de melocotón cortado en trozos pequeños.

Salsa de mango y aloe

Ingredientes para cuatro raciones

- Un mango, un cuarto de piña
- 50 g de pimiento
- 150 g de filete de hoja de aloe vera
- Dos cebollas tiernas
- Un diente de ajo
- Una guindilla
- Dos cucharadas de zumo de lima ácida
- Dos cucharadas de aceite de guindilla
- Un cuarto de cucharadita de comino
- Sal

Preparación

Deshuesar el mango, pelar la piña y quitarle los «ojos». Cortar ambas piezas en trozos pequeños y depositarlas en una fuente.

Cortar el pimiento en dados. Cortar el filete de hoja fresca de aloe vera en pedazos, retirar la pulpa con agua caliente y dejar secar. Lavar las cebollas tiernas, limpiarlas y trocearlas. Pelar los dientes de ajo y picarlos. Retirar las semillas de la guindilla y picarla. Mezclarlo todo con el zumo de lima ácida, el comino y el aceite de guindilla.

Añadir sal y mezclar con la fruta. Servir con una baguette tostada.

Rollitos chinos de la suerte

Ingredientes para cuatro raciones

- 300 g de filete de hoja fresca de aloe vera
- Una zanahoria
- Un pimiento rojo
- 150 g de brotes de soja
- Un manojo de hierbas aromáticas (perejil, cilantro, etc.)
- 150 g de tofu
- 16 láminas de pasta de arroz
- Una cucharada de salsa de soja

Preparación

Escaldar rápidamente el filete de hoja fresca de aloe vera y cortar en tiras finas. Lavar la zanahoria y el pimiento y cortar en rodajas finas. Deshojar las hierbas, limpiarlas y cortarlas gruesas. Quitar la humedad al tofu con papel de cocina y cortar en tiras finas.

Llenar una fuente grande con agua caliente. Mojar una lámina de pasta de arroz en agua y, acto seguido, extenderla sobre un trapo. Depositar por porciones con la verdura y el tofu. Verter unas gotas de salsa de soja. Pegar los extremos de las hojas y enrollarlas con firmeza.

> Las láminas de pasta de arroz deben estar humedecidas, no mojadas. Para que queden blandas, pasar un pincel mojado en agua por uno de los lados, hasta que queden elásticas. A continuación, retirar el agua sobrante.

Entrante vegetal con salsa de aloe

Ingredientes para cuatro raciones

- 200 g de filete de hoja fresca de aloe vera
- Medio pepinillo
- Dos dientes de ajo
- 250 g de requesón
- Una cucharadita de zumo de limón
- Sal y pimienta
- Dos cucharadas de aceite de oliva
- 200 g de berenjenas
- 200 g de calabacín
- Un pimiento rojo y un pimiento amarillo
- Dos zanahorias
- De cuatro a ocho champiñones frescos
- Cuatro cebollas tiernas
- Acompañar con pan blanco

Preparación

Cortar el filete de hoja de aloe vera en trozos pequeños, retirar la pulpa con agua caliente y dejar secar. Lavar el pepinillo y cortar en tiras finas. Pelar los dientes de ajo y picarlos. Pasarlo todo por la batidora y añadir el jugo de limón, una pizca de sal, pimienta y aceite de oliva.

Lavar los vegetales y cortarlos en rodajas. Partir por la mitad las cebollas tiernas. Asar los vegetales en el horno de 10 a 15 minutos.

Servir la verdura con la salsa de aloe vera en un plato y acompañar con pan blanco.

En el entrante con salsa de aloe vera, los vegetales gratinados pueden sustituirse por hortalizas de la temporada crudas cortadas en tiras o rodajas: zanahorias, champiñones, tomates cherry... También se pueden acompañar con pan sueco, galletas saladas o palitos de pan. La salsa también puede variar y se puede condimentar al gusto.

Sopas

Las sopas de este capítulo son fáciles de preparar, puesto que el aloe se añade una vez servidas. Con una buena guarnición, se les puede dar un toque de magia y proporcionales un aire italiano, caribeño u oriental. Eche un vistazo a estas recetas y pruebe una cucharada de estas sopas del mundo.

Gazpacho con aloe

Ingredientes para cuatro raciones

- Un kilo de tomates
- 400 g de filete de hoja de aloe
- Un pepino
- Un pimiento rojo
- Una cebolla
- Dos dientes de ajo
- Medio manojo de perejil y medio manojo de albahaca
- 500 ml de caldo vegetal
- Dos cucharaditas de aceite de oliva
- Zumo de medio limón
- Sal y pimienta

Preparación

Escaldar 500 g de tomate en agua hirviendo, pelarlos, cortarlos por la mitad y quitarles las pepitas. Cortar en dados el filete de hoja fresca de aloe vera, retirar la pulpa con agua caliente y dejar secar. Pelar el pepino y cortarlo en trozos pequeños. Limpiar la cebolla y los dientes de ajo y cortarlos en pedazos gruesos. Limpiar las hierbas, retirar las hojas del tallo y dejar secar. Llevar a ebullición el caldo vegetal y dejar enfriar.

Cortar en dados los tomates restantes. Pasar por la batidora el filete de aloe, los tomates pelados, los vegetales y las especias. Añadir el aceite y el caldo vegetal frío, y sazonar con el zumo de limón, sal pimienta.

El gazpacho es una sopa vegetal fría originaria de Andalucía. El gazpacho que proponemos aquí tiene un toque un tanto rústico. Si lo desea más suave y cremoso, agregue antes de servirlo una cuchara de nata líquida. Se le puede dar un toque dulce añadiendo ketchup o salsa de tomate.

Borscht* con Aloe

Ingredientes para cuatro raciones

- Una cebolla roja
- Una zanahoria
- Cuatro dientes de ajo
- 600 g de remolacha fresca
- Una cucharada de aceite de oliva
- Un cuarto de guindilla roja
- Ocho gramos de setas desecadas
- Un litro de caldo de gallina
- Dos o tres cucharadas de vinagre de vino
- Sal, pimienta
- 200 g de filete de hoja de aloe vera
- Cilantro fresco para adornar

Preparación

Pelar la cebolla, lavar la zanahoria y pelarla. Cortarlas en rodajas finas. Pelar el ajo y picarlo. Pelar el pimiento rojo y cortarlo en dados. Calentar aceite en una olla, añadir el ajo, la cebolla, la guindilla, las zanahorias y las setas desecadas, y freír removiendo a fuego alto durante dos minutos.

Echar la remolacha a la olla y añadir el caldo precocinado y dos cucharadas de vinagre. Llevar el contenido de la olla a ebullición. Bajar el fuego y dejar la sopa de 15 a 20 minutos a fuego lento, hasta que la remolacha esté blanda.

Añadir sal y pimienta al gusto y una cucharada sopera de vinagre. Si lo desea, se puede hacer un puré con la sopa.

Cortar el filete de hoja fresca de aloe vera en dados pequeños, retirar la pulpa con agua caliente, dejar secar los dados y añadir a la sopa. Decorar la sopa con cilantro y servir.

> Servir el Borscht con aloe añadiendo una cucharada de nata líquida o queso fresco poco graso. Los complementos ideales para esta sopa son el pan blanco tostado, panecillos o bagels.

---

* Sopa de verduras propia de la gastronomía de los países del este de Europa. [N. T.]

Sopa de calabaza y aloe
Ingredientes para cuatro raciones
- 200 g de filete de hoja de aloe vera
- 400 g de calabaza
- 300 g de patatas
- 100 g de raíz de perejil
- 200 g de cebolla
- Dos cucharadas de aceite de girasol
- 750 ml de caldo vegetal
- Una hoja de laurel; dos clavos, sal y pimienta

Preparación
Cortar en pedazos el filete de hoja de aloe vera, retirar la pulpa con agua caliente y dejar secar. Limpiar la calabaza, retirar las pepitas y cortar en trozos pequeños. Limpiar las patatas y la raíz de perejil, pelar y cortar en dados pequeños. Pelar la cebolla y cortar en dados.

Calentar aceite en una olla, dorar la cebolla hasta. Añadir los vegetales cortados en dados y el caldo vegetal. Agregar la calabaza. Echar la hoja de laurel y los clavos, y dejar hervir a fuego lento.

Antes de servir la sopa, agregar los trozos de aloe vera y añadir sal y pimienta.

Sopa de cardamomo y zanahoria
Ingredientes para cuatro raciones
- 500 g de zanahorias grandes
- 750 ml de caldo vegetal
- Media cucharadita de sal marina de grano grueso
- Una o dos cucharaditas de harissa*
- De cuatro a seis pastillas de cardamomo concentrado
- Dos naranjas
- Una cebolla escalona pequeña
- 200 g de filete de hoja de aloe vera

Preparación
Pelar las zanahorias, cortar en rodajas finas y colocar en una cacerola.

* Salsa picante de origen magrebí. [N. T.]

Añadir el caldo vegetal y llevar a ebullición. Añadir la sal, la harissa y la mayor parte del cardamomo, y remover. Exprimir las naranjas y añadir su jugo a la sopa. Agregar media cucharadita de ralladura de naranja. Eliminar la capa exterior de la cebolla y cortarla en cuatro pedazos. Dejar cocer de 10 a 15 minutos hasta que la zanahoria quede blanda y pasar la sopa con las mondaduras de zanahoria por la batidora hasta conseguir un puré cremoso.

Cortar en trozos pequeños el filete de hoja fresca de aloe vera, retirar la pulpa con agua caliente y dejar secar. Poco antes de servir, añadir los trozos de aloe a la sopa. Espolvorear con las semillas de cardamomo restantes y servir.

La harissa proporciona a esta sopa de cardamomo y zanahoria un sabor especiado y picante.

Sopa húngara de judías rojas y aloe
Ingredientes para cuatro raciones
- 100 g de judías rojas
- 300 g de filete de hoja fresca de aloe vera
- 200 g de perejil y apio
- Un pimiento rojo, una guindilla
- Cuatro dientes de ajo
- Un litro de caldo vegetal
- Dos cucharadas de aceite de girasol
- Hierbas aromáticas picadas según el gusto
- Sal

Preparación
Dejar las judías en remojo durante la noche.

Lavarlas con agua fría y dejarlas escurrir.

Cortar el filete de hoja fresca de aloe vera en dados, retirar la pulpa con agua caliente y dejar secar. Lavar el perejil y el apio; lavar y limpiar el pimiento y la guindilla y cortar en trozos muy pequeños. Pelar el ajo y picarlo fino. Dorar ligeramente los vegetales junto con las especies en el aceite.

Añadir el caldo vegetal y las judías y dejar cocer durante una hora a fuego suave.

Poco antes de la cocción, añadir el filete de hoja de aloe vera con las especies y salpimentar la sopa.

Sopa de aloe y verduras
Ingredientes para cuatro raciones
- 400 g de puerros
- 150 g de apio en rama
- 50 g de mantequilla, uno o dos litros de caldo vegetal
- Zumo de medio limón y la piel restante
- Un manojo grande de albahaca
- 200 g de filete de hoja de aloe vera
- Seis cucharaditas de nata líquida
- Sal y pimienta

Preparación
Lavar los puerros y el apio, limpiar y picar gruesos. Calentar la mantequilla en una cacerola grande, añadir los puerros y el apio, tapar la cacerola y rehogar de cinco a diez minutos a fuego medio.

Verter el caldo vegetal, las mondaduras y el zumo de limón. Dejar cocer durante quince minutos sin tapar. Lavar la albahaca, deshojada y dejar escurrir. Reservar algunas hojas como guarnición.

Retirar la cazuela del fuego, agregar la albahaca y pasar la sopa por la batidora hasta conseguir un puré cremoso. Dejar enfriar durante una hora. Cortar en trozos pequeños el filete de hoja fresca de aloe vera, retirar la pulpa con agua caliente y dejar escurrir.

Añadir la nata líquida, sazonar con sal y pimienta y remover. Servir frío y decorar con un chorro de nata y una hoja de albahaca.

> En contra de su ardor húngaro, la sopa de aloe y judías está deliciosa fría. Para ello, sumergir la sopa en agua helada y dejarla en el refrigerador hasta su consumo.

Minestrone de acelgas y aloe
Ingredientes para cuatro raciones
- 150 g de apio en rama
- Dos dientes de ajo

- Una cebolla
- Una zanahoria
- 50 g de acelgas
- Dos cucharadas de aceite de oliva
- Media cucharadita de orégano desecado
- Un litro de caldo vegetal
- 200 g de tomates en conserva
- Un cuarto de cucharadita de guindilla en polvo
- 125 g de garbanzos en conserva
- 50 g de judías tiernas
- Un calabacín
- Una patata
- 50 g de espaguetis
- 50 g de guisantes congelados
- 200 g de filete de hoja fresca de aloe vera

Preparación

Lavar el apio y cortarlo fino, pelar el ajo y picarlo. Pelar la cebolla y trocearla. Lavar las zanahorias y cortarlas en tacos. Limpiar las acelgas, quitarles los nervios y cortar las hojas en tiras. Calentar aceite en una cazuela, añadir el apio, el ajo, la zanahoria y el orégano, y sofreír de dos a tres minutos. Incorporar las acelgas y rehogarlas unos minutos hasta que se ablanden.

Echar el caldo, los tomates y la guindilla en polvo, y llevar la sopa a ebullición. Reducir el fuego y dejar cocer 50-60 minutos.

Escurrir los garbanzos. Lavar las judías, quitarles las hebras y trocearlas. Lavar el calabacín y cortarlo fino. Pelar las patatas y cortar en dados. Partir los espaguetis en fragmentos de 2,5 cm y mezclarlos con el calabacín, las judías y las patatas. Añadir los guisantes y los garbanzos a la sopa. Cortar el filete de hoja fresca de aloe vera en trozos muy pequeños, retirar la pulpa con agua caliente y dejar secar.

Dejar hirviendo durante 15 minutos y remover de vez en cuando, hasta que las verduras estén tiernas. Añadir los dados de aloe vera y remover. Servir la sopa.

Esta original sopa es originaria de la China continental. Actualmente se cocina también en el norte de Italia y Francia, y existen múltiples variantes. Mezcle los vegetales a su gusto, córtelos finos o gruesos o sírvalos con un poco de pesto, como se hace en Liguria, añadiendo una cucharada sopera por porción.

Ensaladas

«Refrescan sin debilitar, fortalecen sin excitar», decía Brillat-Savarin cierta vez sobre las ensaladas. Ensaladas con pomelo, con arroz o la Waldorf: Casi todos nuestros ingredientes favoritos se pueden mezclar en una ensalada con aloe, ya sea como cena refrescante y crujiente o como tentempié rico en vitaminas. Pruebe nuestra deliciosa variedad de ensaladas con aloe ahora mismo.

Aloe a la naranja
Ingredientes para cuatro raciones
- 400 g de filete de hoja fresca de aloe vera
- Dos naranjas
- 200 g de col lombarda
- 100 g de achicoria roja
- 100 g de crema de leche
- Salsa de soja
- Una cucharada sopera de licor de naranja

Preparación
Cortar el filete de hoja fresca de aloe vera en trozos muy pequeños, retirar la pulpa con agua caliente y dejar secar. Pelar la naranja y trocearla. Lavar la col lombarda y la achicoria roja, limpiar y cortar en cuatro trozos.

Sazonar el aloe vera con la crema de leche, el zumo de limón, la sal y la pimienta. Mezclar la salsa de soja con el licor de naranja y rociarla sobre la ensalada.

Esta ensalada es tan deliciosa como decorativa. Seleccione para sus ensaladas las hojas de lechuga más frescas y crujientes. Si encuentra el sabor de la lechuga iceberg demasiado suave, puede mezclarla con endibias, berros, escarola o achicoria roja. También se le puede añadir perejil fresco, perifollo o estragón.

Ensalada con aloe y corazón de palmito
Ingredientes para cuatro raciones
- 200 g de filete de hoja de aloe vera
- Una cucharadita de mostaza de Dijon
- Una cucharada sopera de vinagre de vino blanco
- Tres cucharadas de aceite de oliva, sal
- Una lechuga iceberg
- Una lata de corazón de palmitos (400 g)
- Un pimiento

Preparación

Cortar el filete de hoja de aloe vera en dados, retirar la pulpa con agua caliente y escurrir bien. Pasar la mostaza de Dijon, el vinagre, el aceite y una pizca de sal por la batidora.

Limpiar la lechuga, lavar, escurrir y cortarla en tiras finas. Agregar los palmitos previamente troceados. Repartir la lechuga y los dados de aloe en cuatro platos. Agregar unas gotas de la vinagreta y sazonar con sal y pimienta. Servir.

Buqué de ensalada con aloe vera
Ingredientes para cuatro raciones
- Cuatro raciones de lechugas de temporada mezcladas
- 600 g de filete de hoja fresca de aloe vera
- Dos pomelos
- Hierbas aromáticas frescas (perejil, estragón u otras)
- Ocho cucharadas de aceite de oliva
- Dos o tres cucharadas de vinagre balsámico de vino blanco
- Dos cucharaditas de mostaza de Dijon
- Sal
- Pimienta

Preparación

Limpiar, lavar, escurrir y trocear las hojas de lechuga y disponerlas en cuatro platos. Cortar el filete de hoja de aloe vera en pedazos, retirar la pulpa con agua caliente y escurrir bien.

Pelar los pomelos y cortar en filetes con un cuchillo afilado (quitarle la piel blanca en la medida de lo posible). Cortar los filetes de pomelo en trozos muy pequeños. Distribuir el aloe vera y el pomelo en las ensaladas.

Limpiar, escurrir y picar finas las hierbas aromáticas. Hacer una vinagreta con el aceite, la mostaza, la sal, la pimienta y las hierbas y rociar sobre las ensaladas. Servir de inmediato.

En esta ensalada, los ingredientes pueden variar según el gusto. Utilice hortalizas de temporada; canónigos y endivias en invierno, por ejemplo.

Ensalada de rúcula con aloe y fresas
Ingredientes para cuatro raciones
- 250 g de fresas
- 100 g de filete de hoja de aloe vera
- Dos cucharadas de aceite balsámico de vino tinto
- Dos puñados de rúcula
- Dos cucharadas de aceite de oliva
- Sal
- Pimienta
- Cuatro cucharaditas de nueces tostadas

Preparación
Limpiar las fresas y cortarlas en cuatro partes. Cortar el filete de hoja fresca de aloe vera en dados, retirar la pulpa con agua caliente y escurrir bien.

Mezclar en una fuente grande las fresas y los dados de aloe con una cucharadita de vinagre balsámico y dejar reposar de cinco a diez minutos. Limpiar, escurrir y trocear la rúcula al gusto.

Mezclar en una fuente pequeña una cucharadita de vinagre balsámico con aceite de oliva, sal y pimienta.

Añadir la rúcula a las fresas y el aloe, aliñar con la vinagreta y decorar con las nueces.

Ensalada de papaya y aguacate con aloe
Ingredientes para cuatro raciones
- Dos papayas

- Un aguacate
- Una cucharada de zumo de limón
- 150 g de filete de hoja fresca de aloe vera
- Dos cogollos pequeños de lechuga iceberg
- Dos cucharadas de zumo de pomelo
- Una cucharada de aceite de oliva
- Una cucharada de vinagre de vino blanco
- Sal
- Pimienta

Preparación

Pelar las papayas y el aguacate y cortar en rodajas finas. Rociar el aguacate con unas gotas de zumo de limón. Cortar el filete de hoja fresca de aloe vera en dados, retirar la pulpa con agua caliente y escurrir bien. Limpiar, secar y trocear los cogollos.

Depositar los cogollos junto con el aguacate, la papaya y los dados de aloe en una fuente grande. Aliñar con el zumo de pomelo, el aceite de oliva y vinagre, sazonar con sal y pimienta, remover con cuidado y servir de inmediato.

La papaya, el aguacate y el aloe son tres elementos decorativos en una ensalada refrescante.

Ensalada Waldorf con aloe

Ingredientes para cuatro personas

- Dos apios pequeños
- Zumo de dos limones
- Dos peras
- Dos manzanas (reineta, o cualquier manzana ácida)
- Dos manojos de perejil
- Dos cucharadas de miel
- Una cucharada de nueces picadas
- Dos nueces enteras
- 50 ml de jugo de aloe vera
- Ralladura de un limón
- 160 g de crema de leche

Preparación

Pelar el apio, picarlo fino y rociarlo con unas gotas de zumo de limón. Limpiar las peras y las manzanas y cortarlas en trocitos. Mezclar la fruta con el apio picado.

Lavar el perejil, escurrir y picar muy fino. Mezclar la miel con las nueces picadas, el perejil, el jugo de aloe vera, la ralladura de limón y la crema de leche. Aliñar la ensalada con esta salsa. Disponer el conjunto en cuatro platos.

Partir las nueces con cuidado y adornar cada plato con una mitad.

Ensalada de hinojo, naranjas y aloe

Ingredientes para cuatro raciones

- 150 g de filete de hoja de aloe vera
- Dos raíces de hinojo medianas
- Dos cucharadas de aceitunas negras sin hueso
- Cinco naranjas medianas
- Un manojo de perejil
- Una cucharadita de aceite de oliva
- Sal
- Pimienta

Preparación

Cortar el filete de hoja fresca de aloe vera en dados, retirar la pulpa con agua caliente y dejar escurrir bien. Lavar el hinojo, cortar en cuatro partes, quitarle el tronco y cortar las hojas en rodajas finas. Trocear las aceitunas.

Pelar las naranjas y cortar en filetes, desechando la piel blanca. Exprimirlas con las manos y depositar su jugo en una fuente grande junto con sus mondaduras. Lavar el perejil, escurrir y picar fino.

Añadir el hinojo, los dados de aloe, el perejil, las aceitunas y el aceite de oliva. Sazonar con sal y pimienta. Mezclar con cuidado y servir de inmediato.

> La ensalada Waldorf se oxida con rapidez. Es por ello que el apio y la manzana (preferiblemente reineta) deben rociarse con unas gotas de zumo de limón inmediatamente. Si lo prefiere, también puede probar a añadir unas uvas negras o blancas a la ensalada.

Ensalada de arroz al curry y uvas

Ingredientes para cuatro raciones

- 200 g de arroz integral o de grano largo
- Dos cucharadas de aceite de oliva
- Una cucharada de curry en polvo
- Sal
- Pimienta
- 50 ml de zumo de lima ácida
- 200 g de filete de hoja fresca de aloe vera
- 250 g de uvas negras sin pepita
- Cuatro cucharadas de hojas de menta fresca
- Dos cucharadas de anacardos tostados

Preparación

Lavar el arroz hasta que el agua salga clara. En una sartén mediana calentar una cucharada de aceite de oliva. Echar el curry en polvo y calentar durante 30 segundos. Agregar el arroz, 500 ml de agua y sazonar con una cucharadita de sal y un cuarto de cucharadita de pimienta.

Dejar hervir y reducir el fuego. Tapar y dejar cocer hasta que el arroz esté listo y el líquido se haya evaporado. Agregar agua las veces que sea necesario.

Esponjar el arroz con un tenedor y depositar en un recipiente plano. Mezclar el arroz con el zumo de lima ácida y una cucharada de aceite de oliva, y sazonar con sal y pimienta. Dejar enfriar la ensalada durante una hora aproximadamente.

Cortar el filete de hoja fresca de aloe vera en dados, retirar la pulpa con agua caliente y dejar escurrir bien. Limpiar las uvas y cortarlas por la mitad. Limpiar la hierbabuena, dejar secar y cortarla fina. Partir los anacardos. Añadir el conjunto al arroz y remover.

> A quien le guste la carne, puede modificar esta ensalada vegetariana al curry y uvas. Freír 250 g de pechuga de pollo por ambos lados y cortarlo en tiras largas. Añadir el pollo a la ensalada. Las uvas sin pepitas también pueden sustituirse por dados de mango fresco o puntas de espárrago en conserva.

Platos principales

Con o sin carne, estas recetas con aloe vera salen siempre muy bien paradas. Tanto si se deciden por un plato de verdura hecha en un wok, un filete de salmón, unos fideos, un gratinado o un plato de carne: no echará de menos nada en el plato. Debido a lo sencillo de su preparación, son aptas para todas las ocasiones. Y el gran número de ingredientes naturales las hacen especialmente deliciosas.

Jambalaya de aloe
Ingredientes para cuatro raciones
- 150 g de apio en rama
- Una guindilla verde
- Un cebolla
- Dos dientes de ajo
- Tres cucharadas de aceite de girasol u oliva
- Una hoja de laurel grande
- Dos ramitas de tomillo fresco
- Un litro de caldo vegetal
- 150 g de okra
- 150 g de calabaza
- 425 g de tomates troceados en conserva
- 10 g de mazorcas baby en conserva
- 250 g de arroz arborio
- Sal, pimienta y una pizca de pimienta cayena
- 425 g de habas en conserva
- Dos cucharadas de perejil fresco
- 250 g de filete de hoja fresca de aloe vera

Preparación
Limpiar y lavar el perejil y la guindilla. Cortar el perejil en rodajas finas y la guindilla en dados. Pelar la cebolla y el ajo, y picarlos. Sofreír en aceite durante cinco minutos. Añadir la hoja de laurel y el tomillo y freír durante dos minutos. Verter el caldo, remover bien y dejar cocer.

Limpiar la okra, pelar la calabaza y sazonar con la pimienta cayena. Agregar a la cazuela junto con el tomate y el maíz. Reducir el fuego y dejar cocer durante cinco minutos, hasta que el arroz esté listo.

Sazonar con sal, pimienta y pimienta cayena. Cocer brevemente, reducir el fuego y dejar hervir el conjunto a fuego suave durante dos minutos, removiendo de vez en cuando. Cortar el filete de hoja fresca de aloe vera en dados, retirar la pulpa con agua caliente y dejar secar.

Limpiar las habas y dejar secar. Mezclar las habas con el perejil y cocinar durante cinco minutos. Cuando el arroz esté listo, probar, remover y servir.

Jambalaya es el nombre con el que se conoce a los platos de arroz típicos de la cocina de los cajunes o criollos de Luisiana. Al parecer, surge de la combinación de la palabra «jambon» («jamón» en francés), «à la» («al modo» en francés) y «ya-ya» («arroz» en africano occidental).

Pisto al aloe

Ingredientes para cuatro raciones

- Una cebolla
- Cuatro dientes de ajo
- Cuatro cucharadas de aceite de oliva
- Media cucharada de puré de tomate
- 650 g de tomates troceados en conserva
- Media cucharadita de azúcar
- Un buqué de hierbas (apio, puerro, romero, tomillo, media hoja de laurel, orégano, albahaca)
- Una berenjena grande
- De cuatro a seis cucharadas de aceite vegetal
- Dos guindillas rojas
- Una guindilla verde
- 350 g de calabacín
- 300 g de filete de hoja fresca de aloe vera
- Doce hojas de albahaca
- Sal, pimienta

Preparación

Pelar la cebolla y el ajo y picarlos finos. Rehogar la cebolla y medio ajo en un poco de aceite durante cinco minutos. Añadir el puré de tomate y calentar de dos a tres minutos. Agregar los tomates troceados, el azúcar y el bouquet guarnecido, y cocer de diez a quince minutos, sin dejar de remover, hasta que la salsa se haya espesado.

Limpiar, lavar la berenjena y cortarla en dados. Calentar las cuatro cucharadas de aceite vegetal y freír la berenjena de cinco a nueve minutos, sin dejar de remover. Añadir aceite al gusto. Retirar la berenjena y escurrir el aceite en papel de cocina.

Cortar las guindillas por la mitad, limpiar y cortarlas en trozos pequeños. Freír en una sartén de ocho a diez minutos sin dejar de remover. Retirarlas del fuego y escurrir el aceite en papel de cocina. Limpiar el calabacín, cortarlo en dados y freírlos hasta que queden blandos. Quitarles la grasa restante. Cortar el filete de hoja fresca de aloe vera en dados, retirar la pulpa con agua caliente y dejar escurrir bien.

Calentar el horno a 190° C. Mezclar los vegetales, la salsa de tomate (con el buqué aromático) y los dados de aloe. Salpimentar y depositar en una fuente. Introducir en el horno de 10 a 15 minutos.

Limpiar las hojas de albahaca y picarlas finas. Calentar ligeramente dos cucharadas de aceite de oliva con el ajo y la albahaca restantes. Sacar el pisto del horno, retir el buqué aromático y mezclar con el aceite, el ajo y la albahaca. Servir con pan de baguette.

El pisto en España, la ratatouille en Francia o la peperonatta en Italia, son unos platos de verduras de temporada típicos de la cocina mediterránea que combinan muy bien con el aloe vera.

Wok de verduras con aloe
Ingredientes para cuatro raciones

- 300 g de brócoli
- Una mazorca de maíz
- Un trozo de jengibre fresco (aprox. 2,5 cm)
- 50 g de mantequilla
- Dos cucharadas de aceite de sésamo
- Un diente de ajo
- Un cuarto de cucharadita de cúrcuma
- 150 g de filete de hoja fresca de aloe vera
- Dos ramitas de hierba de limón
- Dos guindillas verdes
- 75 g de guisantes

- 50 g de brotes de soja
- Dos zanahorias
- Dos cebolletas
- 75 g de hongo ostra u hongo Shiitake
- 400 ml de leche de coco
- Sal, pimienta y cilantro fresco para guarnecer

Preparación

Limpiar el brócoli y cortar los brotes. Dividir la mazorca en ocho partes. Blanquear las verduras durante cinco minutos en ollas separadas. Escurrir y reservar.

Pelar el jengibre y picarlo fino. Calentar la mantequilla y el aceite de sésamo en el wok. Pelar el ajo, picarlo y añadirlo junto con el jengibre y la cúrcuma a la grasa líquida. Sofreír ligeramente durante 30 segundos para que el aroma de las especies se mezclen con el aceite.

Cortar el filete de hoja fresca de aloe vera en dados, retirar la pulpa con agua caliente y escurrir.

Cortar la hierbaluisa en juliana. Lavar, limpiar, despepitar y trocear la guindilla. Limpiar y escurrir los guisantes y los brotes de soja. Pelar las zanahorias y cortarlas en rodajas. Limpiar las cebolletas y cortarlas en pedazos muy pequeños. Limpiar los hongos y cortarlos en cuatro partes. Verter el conjunto en el wok y freír de cuatro a cinco minutos sin dejar de remover, hasta que la verdura esté blanda. Agregar la leche de coco y los dados de aloe vera.

Mezclar bien los ingredientes y dejar cocer durante dos minutos. Sazonar con sal y pimienta y guarnecer con cilantro.

Los ingredientes tradicionalmente asiáticos como la hierba de limón o el cilantro fresco se pueden encontrar tanto en tiendas asiáticas como en las secciones de comida especializada de los grandes almacenes. En lugar de una mazorca de maíz entera, puede utilizar granos de maíz en conserva.

Tagliatelle con limón y aloe
Ingredientes para cuatro raciones
- 200 g de filete de hoja fresca de aloe vera
- Un limón

- Cuatro escalonias
- Sal, pimienta y una cucharada de pimienta en polvo
- Seis cucharadas de aceite de oliva
- Tres ramitas de perejil
- 400 g de tagliatelle

Preparación
Cortar el filete de hoja fresca de aloe vera en dados, retirar la pulpa con agua caliente y dejar escurrir. Limpiar el limón, pelarlo muy fino y exprimir. Pelar las escalonias y picarlas finas.

Depositar las cebollas, las mondaduras y el zumo de limón en una olla y calentar a fuego medio. Sazonar con sal y pimienta. Añadir la pimienta en polvo y el aceite de oliva. Calentar las salsa sin llevarla a ebullición. Limpiar el perejil, escurrirlo y cortarlo fino.

Llevar a ebullición una olla grande llena de agua con abundante sal para la pasta. Cocer los tagliatelle durante diez minutos hasta que estén al dente. Una vez finalizado el tiempo de cocción, añadir los dados de aloe. Escurrir la pasta y mezclarla inmediatamente con el resto de ingredientes. Espolvorear con perejil y servir.

Macarrones con pesto de rúcula y aloe
Ingredientes para cuatro raciones
- Una naranja pequeña
- 150 g de rúcula
- Medio manojo de albahaca
- 200 g de filete de hoja fresca de aloe vera
- 50 g de pistachos sin sal
- 500 g de macarrones
- Un calabacín pequeño
- Dos dientes de ajo
- 75 g de parmesano fresco rallado
- Ocho cucharadas de aceite de oliva
- Sal y pimienta

Preparación
Lavar la naranja, retirar la parte blanca, secar, rallar media cucharadita de la mondadura. Cortarla en dos mitades y exprimirlas. Limpiar la rú-

cula, seleccionando las hojas más grandes; pasarla por agua y escurrir bien. Limpiar la albahaca, desechar las hojas del tallo y escurrir. Retirar la pulpa de aloe vera con agua y escurrir bien. Picar finamente la rúcula, la albahaca y los pistachos.

Llenar una olla de abundante agua con sal y cocer los macarrones al dente según las instrucciones del paquete. Mientras tanto, limpiar el calabacín y cortarlo en dados pequeños. Pelar el ajo, picarlo y añadir a los dados de calabacín. Añadir el parmesano, la mondadura de naranja, el aceite de oliva y la sal y remover hasta conseguir una pasta espesa. Sazonar con sal y pimienta recién molida.

Retiras los macarrones del fuego, escurrir y servir con el pesto.

En lugar de los macarrones, se puede utilizar cualquier otro tipo de pasta. Asegúrese de que la forma de la pasta elegida armonice con los dados de aloe vera.

Tofu glaseado con zanahorias
Ingredientes para cuatro raciones
- 300 g de filete de hoja fresca de aloe vera
- Dos cucharadas de aceite vegetal
- Tres cucharadas de salsa de soja
- Una cucharadita de sal
- 750 g de zanahoria
- Cuatro escalonias
- De una a tres cucharaditas de vinagre de arroz
- Una o dos cucharaditas de aceite de sésamo oscuro

Preparación
Cortar el filete de hoja fresca de aloe en dados, retirar la pulpa con agua caliente y escurrirlos bien. Encender el horno. Mezclar en una fuente grande el aceite vegetal, la salsa de soja y la sal. Limpiar, pelar y cortar las zanahorias en trozos de cinco centímetros de largo aproximadamente. Verter en la marinada y mezclar bien. Con una espumadera, introducirlos en un molde resistente al fuego.

Escurrir el tofu y cortar en 32 trozos de igual tamaño. Añadirlo por porciones a la marinada y pasarlos al molde una vez escurridos. Dejar la marinada restante en la fuente.

Introducir el molde durante 10 minutos en el horno. Hornear la verdura y el tofu de 30 a 35 minutos, hasta que las zanahorias estén blandas y el tofu adquiera un color dorado. Voltear de vez en cuando.

Pelar las escalonias y cortar en rodajas finas. Añadir los vegetales horneados y el aloe vera en la marinada. Agregar las escalonias, el vinagre de arroz y el aceite de sésamo y mezclar con cuidado.

Es preferible que para esta receta asiática utilice el aceite adecuado, como por ejemplo aceite de cacahuete o de sésamo oscuro.

Fideos de sésamo con aloe
Ingredientes para cuatro raciones

- 500 g de fideos de sésamo o fideos de arroz chino
- Sal
- 250 g de guisantes
- Una guindilla roja
- 200 g de filete de hoja fresca de aloe
- Dos dientes de ajo
- Cuatro cucharadas de mantequilla de cacahuete
- Un chile jalapeño
- 50 ml de salsa de soja
- 50 ml de vinagre de arroz
- Dos cucharadas de aceite de sésamo

Preparación

Cocer los fideos al dente siguiendo las indicaciones del envase. Retirarlos y pasarlos por agua fría.

Lavar los guisantes y blanquearlos de tres a cinco minutos. Limpiar, lavar y cortar en tiras finas la guindilla. Cortar el filete de hoja fresca de aloe vera en dados, retirar la pulpa con agua caliente y escurrir. Mezclarlo todo en una fuente junto con los fideos. Pelar el ajo.

Pasar por la batidora la mantequilla de cacahuete, el ajo, el chile jalapeño, la salsa de soja, el vinagre de arroz, 7 5 ml de agua caliente, el aceite de sésamo y un cuarto de cucharada de sal. Añadir la mezcla a los fideos con verduras y remover. Servir frío o a temperatura ambiente.

Salmón con guarnición de escalonia y aloe

Ingredientes para cuatro personas

- Una cebolla
- Cuatro escalonias
- Cuatro filetes de salmón de 200 g
- Tres cucharadas de aceite de girasol
- Sal, pimienta
- Una y media cucharadas de azúcar
- Una cucharada de vinagre de vino blanco
- 140 g de filete de hoja fresca de aloe vera

Preparación

Encender el horno. Pelar las cebollas y las escalonias y picarlas finamente. Ponerlas en remojo en agua fría.

Echar un chorrito de aceite al salmón por ambos lados, sazonar con media cucharadita de sal y un cuarto de cucharadita de pimienta. Introducir en el horno durante ocho minutos con el lado de la piel hacia arriba.

Mientras tanto, cortar el filete de hoja fresca de aloe vera en dados, retirar la pulpa con agua caliente y escurrir. Dejar secar las cebollas y las escalonias, retirando el agua restante con papel de cocina. Añadir los dados de aloe, el azúcar, el vinagre y una pizca de sal y pimienta. Servir el salmón con la guarnición.

Gnocchi con aloe y hierbas aromáticas

Ingredientes para cuatro raciones

- Un kilo de patatas harinosas
- Dos huevos
- Sal
- 200-250 g de harina
- 300 g de filete de hoja fresca de aloe vera
- Dos o tres de ramitas de albahaca
- 30 g de mantequilla
- 150 g de queso gorgonzola
- 125 g de nata líquida

Preparación

Hervir las patatas con la piel entre 30 y 40 minutos, retirar y pelar inmediatamente. Todavía calientes, pasarlas por un pasapurés con los huevos, la sal y la harina, hasta conseguir una masa fina. Cortar la masa en trozos gruesos como el puño.

Llevar a ebullición una olla de agua con sal, añadir los gnocchi. Tan pronto como suban a la superficie, sacarlos del agua con una espumadera. Dejar escurrir brevemente y depositarlos en un molde.

Limpiar el filete de hoja fresca de aloe vea y escurrir. Pasarlo por la batidora. Limpiar, secar y picar la albahaca. Calentar el horno a 220 °C. Calentar la mantequilla, el gorgonzola, el aloe vera y la nata líquida en una olla y remover, hasta que el queso se haya fundido. Añadir la albahaca. Rociar los gnocchi con la salsa de aloe vera. Gratinar en el horno durante quince minutos, hasta que la salsa adquiere un color dorado. La ensalada de tomate es un acompañamiento perfecto.

Para preparar los gnocchi es muy importante utilizar patatas harinosas para que la masa no se descomponga a la hora de cocinarla.

Gratinado de patatas con aloe
Ingredientes para cuatro raciones

- 300 g de filete de hoja fresca de aloe vera
- 600 g de patatas harinosas
- Una cebolla
- Sal
- Pimienta
- Nuez moscada
- 50 g de queso rallado
- 125 g de nata líquida
- 240 g de leche entera
- 50 g de mantequilla para el molde

Preparación

Cortar el filete de hoja fresca de aloe vera en rodajas finas, retirar la pulpa con agua caliente y escurrir el aloe vera. Pelar las patatas y la cebolla y cortarlas en rodajas finas. Depositar en capas el aloe, las patatas y las cebollas en un molde impregnado de mantequilla. Sazonar cada capa con sal, pimienta y nuez moscada, y espolvorear con el queso rallado.

Mezclar la nata líquida con la leche y rociar el contenido del molde. Calentar el horno a 180 °C. Cubrir con una hoja de papel de aluminio y dejar en el horno durante 45 minutos.

Retirar la hoja, cubrir el gratinado con nueces de mantequilla y volver a dejar en el horno durante quince minutos a 220 °C.

Escalope de ternera con aloe y setas a las finas hierbas

Ingredientes para cuatro raciones

- 250 g de filete de hoja fresca de aloe vera
- Dos escalonias
- 250 g de champiñones
- Tres cucharadas de tomillo
- Estragón, perejil
- 45 g de mantequilla
- Cuatro escalopes de ternera de 180 g
- 140 ml de caldo
- 40 ml de vino de jerez
- 180 ml de leche
- Sal, pimienta
- Una cucharada de zumo de limón

Preparación

Cortar el filete de hoja fresca de aloe vera en dados, retirar la pulpa con agua caliente y dejar escurrir. Pelar las escalonias y picarlas finas. Limpiar y cortar por la mitad los champiñones. Limpiar, secar y picar finamente las especias. Fundir la mantequilla en una sartén. Cuando empiece a formar espuma, añadir los escalopes y freírlos de dos a tres minutos por ambos lados.

Retirar la carne de la sartén, añadir los champiñones y rehogar durante dos minutos sin dejar de remover. Añadir las especias, el caldo y el vino de jerez. Remover bien y llevar a ebullición. Echar la carne en la sartén, taparla y dejar cocer de 10 a 15 minutos a fuego suave. Depositar el conjunto en una fuente y mantener caliente.

Verter la leche en la sartén, salpimentarla y dejarla hervir durante cinco minutos, hasta que empiece a evaporarse. Añadir el zumo de limón y el aloe y dejar cocer durante 3 minutos. Antes de servir, bañar los escalopes de ternera con la salsa.

El aloe vera armoniza muy bien con todo tipo de setas. Puede acompañarse, por ejemplo, con gírgolas o rebozuelos.

Estofado de buey tunecino
Ingredientes para cuatro personas
- 900 g de redondo de ternera
- 60 ml de aceite de oliva
- Dos cebollas
- Cuatro dientes de ajo
- Una cucharada de comino
- Dos cucharaditas de pimienta en polvo
- 675 g de tomates troceados en conserva
- 450 ml de caldo vegetal
- Una hoja de laurel
- Una cucharada de cilantro fresco
- 400 g de filete de hoja fresca de aloe
- Sal y pimienta
- 120 g de ocra

Preparación
Cortar la carne en dados de cinco centímetros de grosor y calentar aceite en una sartén. Añadir las porciones de carne y dorar rápidamente por ambos lados, unos seis minutos por porción. Pelar la cebolla y cortarla el rodajas. Pelar el ajo y picarlo fino.

Retirar la carne de la sartén. Agregar la cebolla y rehogar hasta que adquiera un color marrón claro. Sazonar con el comino, la pimienta en polvo y el ajo y calentar durante dos minutos. Agregar el tomate, el caldo, la hoja de laurel, el cilantro, la sal, el pimiento y llevar a ebullición. Tapar y dejar cocer durante dos horas sin dejar de remover periódicamente.

Cortar el filete de hoja fresca de aloe vera en dados, retirar la pulpa con agua caliente y dejar secar. Lavar, limpiar la ocra y picarla fina. Añadir el aloe y la ocra quince minutos antes de la cocción.

Retirar la hoja de laurel y servir con arroz o cuscús.

La ocra, de la que nos comemos las flores inmaduras, y el cilantro pueden encontrarse en establecimientos de venta de productos orientales

Carne de cordero con hinojo y aloe vera

Ingredientes para cuatro raciones

- 650 g de carne de cordero
- Tres escalonias
- 60 g de mantequilla
- Dos cucharadas de harina
- 350 ml de caldo
- Ralladura y zumo de una naranja
- Dos cucharadas de hinojo verde
- Una hoja de laurel
- Sal
- Pimienta
- 150 g de filete de hoja fresca de aloe vera

Preparación

Cortar la carne de cordero en rodajas de un centímetro de grosor. Pelar las escalonias y picarlas finas.

Fundir mantequilla en una sartén y dorar la carne por ambos lados. Retirarla de la sartén y mantenerla caliente. Reducir el fuego, rehogar las escalonias en la grasa y retirarlas. Verter la harina en la sartén y remover hasta que se dore. Añadir el caldo, la ralladura y el zumo de naranja. Remover y llevar a ebullición. Lavar, escurrir y picar fino el hinojo verde. Depositar el hinojo, la carne, las cebollas, la hoja de laurel, la sal y el pimiento en la sartén, tapar y dejar cocer a fuego lento durante 40 minutos, hasta que la carne esté hecha.

Cortar el filete de hoja fresca de aloe vera en dados, retirar la pulpa con agua caliente y dejar secar. Añadir a la sartén y dejar cocer durante cinco minutos. Retirar la hoja de laurel. Servir la carne con arroz.

El hinojo aporta a este plato el aroma. Si lo prefiere, puede utilizar un bulbo de hinojo entero, limpiándolo y cortándolo en láminas finas y dejándolo en la sartén aproximadamente cinco minutos.

Postres

El postre debe encajar perfectamente bien con el plato principal, y no tiene que ser necesariamente dulce. Aquí encontraremos postres para los amantes de los helados y la fruta, y para los paladares más finos. Y si no termina de decidirse entre el aloe de Tahití y la macedonia ligera, pruebe a mezclarlos y atrévase a eliminar por primera vez el plato principal.

Fritura de aloe vera a la Tahití

Ingredientes para seis raciones
- 300 g de filete de hoja fresca de aloe vera
- Dos plátanos
- 100 g de harina
- Una cucharadita y media de levadura química
- Una cucharadita y cuarto de sal
- Un huevo
- 120 ml de leche
- Una cucharada de mantequilla fundida
- Aceite para freír
- Una cucharadita de azúcar con canela o 50 g de miel

Preparación
Cortar el filete de hoja fresca de aloe vera en trozos, retirar la pulpa con agua caliente y dejar escurrir bien. Pelar los plátanos y cortar en trozos de tres centímetros de largo. Mezclar la harina, la levadura y la sal. Mezclar en una fuente el huevo, el azúcar, la leche y la mantequilla, añadir los ingredientes escurridos y remover hasta conseguir una pasta.

Poner un poco de aceite en una sartén grande y calentar a 180 °C. Incrustar en la masa los trozos de aloe vera y los plátanos, y freír de tres a cuatro minutos en la sartén con aceite caliente hasta que adquieran un color dorado. Darles la vuelta una vez.

Retirar la grasa restante de los trozos que se han cocido en papel de cocina e introducir en el horno a 50 °C hasta que el resto de trozos de aloe vera y plátano se hayan frito.

Espolvorear con azúcar con canela o rociar con miel, y servir caliente.

La fritura de aloe vera no sólo se puede hacer con plátanos. En esta receta se pueden sustituir por otras frutas, como manzanas, piña o mangos.

Macedonia de aloe vera

Ingredientes para cuatro raciones
- 300 g de filete de hoja fresca de aloe vera
- 200 g de piña
- Una naranja
- 240 g de melón amarillo
- Un plátano
- Un melocotón
- Dos maracuyás
- 50 g de miel de flores
- Una cucharada de licor de naranja (al gusto)
- 50 g de nueces peladas
- Nata montada (para servir)

Preparación
Trocear el filete de hoja fresca de Aloe, retirar la pulpa con agua caliente y dejar escurrir el aloe. Pelar la piña, la naranja, el melón y el plátano y cortar en trozos grandes e iguales. Limpiar el melocotón y cortarlo en ocho partes. Lavar el maracuyá y cortarlo en cuatro partes.

Pasar la mitad de los trozos de aloe vera por la batidora y añadir la miel y el licor de naranja hasta conseguir una salsa fina, y mezclar con el resto de frutas. Tostar brevemente las nueces y añadirlas a la macedonia. Servir con nata montada.

Esta macedonia también se puede preparar en porciones individuales guardándolas en envases herméticos y añadiendo unas gotas de limón para evitar que algunas frutas se oscurezcan.

Crema de tofu y aloe

Ingredientes para cuatro raciones
- 400 g de filete de hoja fresca de aloe vera
- 300 g de tofu suave

- Dos cucharadas de zumo de naranja
- Dos cucharadas de miel
- 100 g de nata líquida
- Una cucharada de ron blanco
- 100 g de almendra molida

Preparación

Cortar el filete de hoja fresca de aloe vera en dados finos, retirar la pulpa con agua caliente y escurrir bien. Pasar un tercio de los dados de aloe junto con el tofu, el zumo de naranja y la miel por la batidora hasta conseguir una crema fina.

Depositar la crema en una fuente y mezclar con el resto de los dados de aloe vera. Batir la nata, añadirle ron al gusto y mezclar con la crema.

Depositar las almendras molidas directamente en una sartén sobre el fuego y remover hasta que se tuesten. Espolvorear las almendras tostadas sobre la crema de tofu y aloe. Servir la crema.

Corazón de crema de canela con fresas

Ingredientes para cuatro/seis porciones

- 200 g de filete de hoja fresca de aloe vera
- 225 g de queso fresco cremoso
- 400 g de nata líquida para montar
- 90 g de azúcar en polvo
- Dos cucharadas de canela
- 200 g de fresas

Preparación

Cortar el filete de hoja fresca de aloe en dados pequeños, retirar la pulpa con agua caliente y dejar secar bien. Pasar el queso fresco por la batidora hasta obtener una textura cremosa. Montar 60 g de nata hasta que conseguir una textura espesa. Agregar el azúcar en polvo y la canela cuidadosamente a la nata. Del mismo modo, añadir la crema de queso fresco y los dados de aloe a la nata.

Recubrir un gran molde con forma de corazón o cuatro o seis moldes pequeños con film transparente. Rellenar con la mezcla de queso y nata, alisarlo bien y cubrir con el film. Dejar enfriar la crema de canela un mínimo de ocho horas.

Limpiar las fresas, quitarles el rabillo y pasarlas por la batidora. Antes de servir la crema, retirar el film del molde y volcarla en un plato. Hacer lo mismo con los moldes pequeños en cuatro o seis platos de postre. Verter la crema de fresas sobre el corazón de canela.

Yogur de aloe helado con piña
Ingredientes para cuatro raciones

Para el yogur helado:
- 300 g de yogur natural
- 300 g de yogur de aloe vera
- 40 g de azúcar en polvo
- 110 g de gel de aloe vera (envasado)
- 120 g de nata entera para montar

Para la piña caramelizada:
- Una piña
- Dos cucharadas de mantequilla
- 80 g de azúcar
- Dos cucharadas de ron negro (o zumo de naranja)

Preparación
Mezclar los dos yogures con el azúcar en polvo y el gel de aloe vera. Añadir la nata líquida e introducir el conjunto en la heladora (seguir las instrucciones del aparato).

Pelar la piña, desechar los «ojos» marrones y cortarla en ocho partes. Fundir la mantequilla en una sartén a fuego alto y taparla.

Depositar la piña en una fuente grande y espolvorearla con azúcar. Rehogar las porciones de piña en la mantequilla de 10 a 15 minutos hasta que adquieran un color dorado.

Retirar la fruta. Rociar la sartén con ron y calentar brevemente, rociar sobre la piña. Servir la piña con el helado.

Si no se dispone de heladora, puede dejar enfriar la masa de helado en un pequeño molde de plástico.

Arroz con leche con azúcar de jengibre

Ingredientes para cuatro raciones

- 200 g de filete de hoja fresca de aloe
- 200 g de arroz con leche
- 550 ml de leche
- 50 g de mantequilla
- Tres o cuatro cucharadas de azúcar
- Sal
- Una vaina de vainilla
- Media cucharada de jengibre en polvo

Preparación

Retirar la pulpa del filete de hoja fresca de aloe vera con agua caliente y dejar escurrir bien. Pasar por la batidora y obtener una masa algo espesa.

Poner a hervir en 250 ml de agua el arroz, la leche, la mantequilla, una cucharadita de azúcar y una pizca de sal, y remover. Cortar la vaina de vainilla a lo largo, raspar la pulpa y añadirla al arroz. Tapar la olla y dejar hervir durante veinte minutos a fuego suave.

Incorporar el filete de hoja fresca al arroz con leche cocido. Verter en cuatro tazas grandes enjuagadas con agua fría y dejar enfriar. Servir en cuatro platos de postre. Mezclar el jengibre con dos o tres cucharaditas de azúcar y espolvorear el arroz con la mezcla.

Naranjas al sirope de lima ácida

Ingredientes para cuatro raciones

- 200 g de filete de hoja fresca de aloe vera
- Cuatro naranjas
- 70 g de azúcar
- 75 ml de vino blanco seco
- Una cucharada y media de semillas de anís
- Una cuchara de zumo de lima ácida
- La ralladura de media lima ácida

Preparación

Cortar el filete de hoja fresca de aloe vera en dados pequeños, retirar la pulpa con agua caliente y dejar escurrir bien. Pelar las naranjas con un cuchillo afilado, desechando la parte blanca. Cortar las naranjas en rodajas de un centímetro de grosor y depositarlas en una superficie plana junto con los dados de aloe.

Poner en una sartén pequeña 75 ml de agua, añadir el azúcar, el vino y las semillas de anís, y llevar a ebullición a fuego alto. Reducir el fuego y dejar cocer durante 25 minutos hasta obtener 75 ml de sirope. Filtrar el sirope, añadir el zumo de lima ácida y la ralladura y remover. Verter sobre la fruta. Cubrir con film transparente y dejar en el refrigerador un mínimo de 30 minutos.

Las semillas de anís proporcionan a esta receta su aroma especial. Se encuentran en tiendas de productos dietéticos o en farmacias. En su lugar, también se puede utilizar anís en polvo.

Bebidas: la «hora feliz»*

Aloe de coco
Ingredientes para dos bebidas (de 150 ml)
- 125 g de azúcar
- Ralladura de un limón
- Una lima ácida
- 40 ml de gel de aloe vera
- 100 ml de leche de coco
- 100 ml de ron blanco y hielo picado

Para el sirope de azúcar, mezclar 125 ml de agua y la ralladura de limón en una cacerola y calentar sin dejar de remover. Hervir a fuego suave durante diez minutos. Dejar enfriar y depositar en una botella.

Pelar la lima ácida, cortar en dados y pasar por la batidora junto con el gel de aloe vera. Mezclar con 35 ml del sirope de limón, la leche de coco y el ron blanco.

Servir con hielo en una copa de cóctel.

* Se conoce con el nombre de «hora feliz» el momento de la puesta de sol en el que en muchos bares ofrecen dos copas por el precio de una. [N. T.]

Aloe Toddy

Ingredientes para dos bebidas (de 150 ml)

- 80 ml de gel de aloe vera
- 60 ml de ginebra
- 60 ml de zumo de lima ácida
- 100 ml de tónica y cubitos de hielo

Agitar todos los ingredientes con dos cubitos de hielo en la coctelera y verter el contenido en dos copas de cóctel previamente enfriadas.

Alemopolitan

Ingredientes parar dos bebidas (de 150 ml)

- 60 ml de vodka
- 100 ml de gel de aloe vera
- 60 ml de licor de cereza
- 40 ml de zumo o néctar de cereza
- 40 ml de zumo de limón
- Hielo picado

Agitar todos los ingredientes junto con el hielo en una coctelera. Repartir en dos copas de Martini.

Rosy Aloe

Ingredientes parar dos bebidas (de 150 ml)

- 200 ml de sirope de granadina
- 200 ml de Cointreau
- 20 ml de brandy
- 30 ml de gel de aloe vera
- 200 mi de cava o vino espumoso
- Fresas o frambuesas frescas para guarnecer

Pasar por la batidora todos los ingredientes a excepción del cava o vino espumoso.

Verter el resultado en dos vasos, echar un chorro de cava o vino espumoso y guarnecer con las frutas.

¿Qué sería un duro día sin una copa para aliviar tensiones? Con la «hora feliz» y gracias al aloe vera nos tendríamos que sentir un poco mejor a cada trago.

Bloody aloe helado
Ingredientes parar dos bebidas (de 150 ml)
- 130 g de tomate en trozos
- 80 ml de zumo de tomate
- 25 ml de gel de aloe vera
- 15 ml de zumo de limón
- 20 ml de salsa de Worcestershire
- Tres gotas de tabasco
- 30 ml de vodka
- Dos de pellizcos de sal
- Cubitos de hielo

Congelar el tomate troceado. Mezclar el resto de ingredientes y pasar por la batidora hasta obtener una pasta suave.

Repartir en dos vasos y servir con cañitas.

Daiquiri de plátano y aloe
Ingredientes parar dos bebidas (de 150 ml)
- Un plátano
- Zumo recién exprimido de una lima ácida y media
- 35 ml de ron blanco
- 115 ml de gel de aloe vera
- Una cucharada de azúcar glasé
- Cubitos de hielo

Pelar el plátano, reservar dos mondaduras. Mezclar todos los ingredientes en la batidora.

Repartir el conjunto en dos vasos y guarnecer con las mondaduras de plátano.

Aloe Paradise

Ingredientes parar dos bebidas (de 150 ml)

- 40 ml de gel de aloe vera
- 60 ml de ginebra
- 40 ml de Cointreau
- 10 ml de zumo de limón
- Cubitos de hielo

Agitar todos los ingredientes con el hielo en la coctelera. Verter en dos vasos previamente enfriados y servir de inmediato.

Margarita aloe

Ingredientes parar dos bebidas (de 150 ml)

- Sal
- Dos rodajas de lima ácida
- 60 ml de tequila blanco
- 40 ml de Cointreau
- 50 ml de gel de aloe vera
- 60 ml de zumo de limón
- 90 ml de hielo picado

Depositar la sal en un platillo. Rociar los bordes con las rodajas de lima ácida. Pasar los bordes por la sal. Desechar la sal sobrante.

Agitar fuertemente todos los ingredientes en una coctelera. Servir en los vasos previamente preparados.

Aloe Old Fashioned

Ingredientes parar dos bebidas (de 150 ml)

- Dos terrones de azúcar
- Dos golpes de Angostura
- Cinco cubitos de hielo
- 110 ml de gel de aloe vera
- 150 ml de bourbon
- Dos ralladuras de limón
- Dos rodajas de naranja para guarnecer

Añadir los terrones de azúcar junto con la Angostura y dos gotas de agua caliente en la coctelera y agitar brevemente, hasta que el azúcar se haya diluido.

Añadir los cubitos de hielo, el gel de aloe vera y el bourbon. Agitar.

Aplastar un poco al ralladura de limón en la coctelera, para extraerle el aceite, y añadir al conjunto.

Repartir el líquido en dos vasos. Guarnecer con las rodajas de naranja y servir de inmediato.

Bibliografía

- *Como cura el aloe*, RBA Libros, 2001.
- Stevens, Neil, *Aloe vera*, Editorial Sirio, 2005
- Herí, B. y Román, R., *Aloe vera, la planta maravillosa que sana y embellece*, Editorial Oceano, 2000.
- Barcroft, Alasdair, *Aloe vera, la planta de propiedades milagrosas*, Editorial Obelisco, 2003.
- Palacios, Consuelo, *Aloe vera, la planta de la belleza y la vida*, Diele edicions, 1999.
- Canevaro, Silvia, *Aloe vera*, Susaeta Ediciones, Tikal.
- Purtí, Iona, *Aloe vera, virtudes y cualidades de una planta milagrosa*, Ediciones Obelisco, 2003.
- Gampel, Ricardo, *Aloe vera, guía de orientación sobre las propiedades terapéuticas del jugo de aloe vera (Barbandensis Miller) y sus aplicaciones*, Euro Éxito, 2006.
- Crea, Pedro, *Aloe-sabila, manual práctico y clínico*, Ediciones Continente, 1995.
- Morales, Marié, *Aloe vera: La planta de las mil caras (y todas buenas)*, Ediciones Tikal.

En esta misma colección:

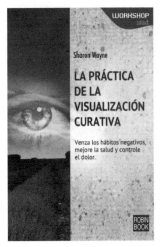

LA PRÁCTICA DE LA VISUALIZACIÓN CURATIVA

Sharon Wayne

La visualización curativa es una actividad natural que consiste en la creación consciente de impresiones sensoriales con el propósito de dar un giro en la vida. Estas representaciones mentales que cualquiera puede fabricarse pueden ser una poderosa herramienta para mejorar en cada faceta de nuestra vida, como forma de terapia o proceso de curación y control del dolor. Pero, ¿cómo se realiza la visualización curativa? ¿Es difícil? ¿Para qué puede utilizarse? Este libro le mostrará su capacidad para visualizar a fin de que pueda aprovechar esta actividad y pueda ayudarle a mantenerse apto, saludable y feliz.

- Reglas para una visualización efectiva.
- Aplicaciones para la autocuración de diferentes enfermedades.
- Aprenda a modificar la manera como interactúa con otras personas.
- La visualización programada para lograr objetivos.
- Ejercicios para mejorar los aspectos positivos de la vida.

TÉCNICAS TAOÍSTAS PARA VIVIR MÁS

Iravan Lee

Energía, esencia y mente son los tres grandes tesoros taoístas. Siguiendo el orden natural de las cosas, el Taoísmo persigue la purificación a través del control de los apetitos y las emociones, y lo hace mediante una serie de técnicas como son el control de la respiración, la meditación, una particular forma de preservar la energía a través de la sexualidad y otras técnicas que acercan a la persona a la consciencia pura y a la verdad interna de todas las cosas.

Este libro le muestra algunas de las técnicas y ejercicios que el Tao viene practicando desde hace miles de años con el objetivo de que logre una vida armoniosa y saludable durante mucho más tiempo.

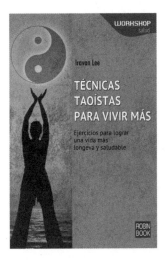

- La respiración lenta, profunda, armoniosa y tranquila.
- Regular la mente para llegar a la meditación.
- La regulación del cuerpo y la energía sexual.
- Los ejercicios del Tao In.
- Procesos de armonización según el Chi Kung.

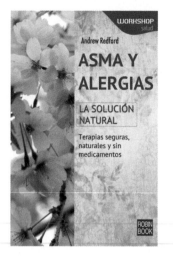

ASMA Y ALERGIAS
Andrew Redford

El sistema inmunológico suele reaccionar de forma exagerada a sustancias que suelen ser inofensivas, tales como ácaros o el mismo polen. El cuerpo produce un anticuerpo que reconoce al alérgeno, liberando determinadas sustancias, como la histamina, que provoca los síntomas alérgicos que pueden afectar los ojos, la nariz, la garganta o bien las vías respiratorias, pudiendo producir en este caso episodios asmáticos.

Este libro relata todos aquellos factores que inciden en episodios alérgicos y ofrece un abanico de alternativas naturales para combatirlos, desde la homeopatía, la naturopatía, la acupuntura o la aromaterapia. Y dedica una especial atención a las alergias alimenticias y las que afectan –cada vez más– a los niños.

- ¿Existe una conexión directa entre bienestar emocional y alergias?
- ¿Cómo pueden curar las hierbas?
- ¿Cómo puede evitarse la toxicidad de ciertos alimentos?
- ¿Qué papel juega la dieta en la aparición de una alergia?

LA ALIMENTACIÓN ENERGÉTICA
Robert Palmer y Anna Cole

Una nutrición idónea permite un correcto trabajo de las funciones vitales e incrementar el potencial de las competencias cerebrales. Por eso es tan importante llevar una alimentación correcta, es la mejor alternativa de cara a tener una buena salud. En cambio, una nutrición incorrecta reduce la inmunidad ante las enfermedades, altera el desarrollo físico y mental de los más jóvenes y reduce la productividad.

Este libro ofrece los conocimientos básicos para llevar una alimentación adecuada de cara a saber qué alimentos necesita el organismo y cómo afectan al estado de salud general de cada persona, así como las combinaciones óptimas que redundarán en un mejor bienestar.

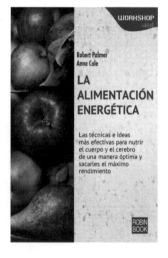

- ¿Es posible eliminar las proteínas animales?
- ¿Cuáles son las vitaminas esenciales para el cerebro?
- ¿Por qué la fibra ayuda a combatir el estreñimiento?
- ¿Cómo se detecta una carencia de vitaminas o sales minerales?

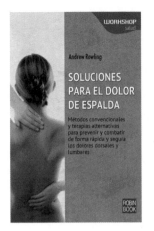

SOLUCIONES PARA EL DOLOR DE ESPALDA
Andrew Rowling

El dolor de espalda es la molestia más común que afecta a todo tipo de personas. La mayoría de estos dolores —que pueden surgir de repente—, son debidos a malos hábitos posturales. Existe un método muy simple para evitarlos: la prevención. Es suficiente tener una cierta disciplina diaria para acometer una práctica que le ayudará a mantener la espalda en un estado funcional satisfactorio.

Este libro le guiará mediante una serie de ejercicios muy fáciles de realizar que podrá llevar a cabo en su hogar con el fin de que pueda consolidar la musculatura vertebral, y aliviar así el dolor de espalda que le está atenazando.

- La espalda y el trabajo profesional.
- Cómo realizar correctamente los pequeños gestos cotidianos.
- Aprenda a conocer mejor su espalda.

TÉCNICAS DE LA SEXUALIDAD ORIENTAL
Amanda Hu

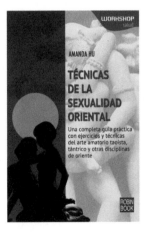

La sexualidad es un instrumento poderoso para conseguir una mejor calidad de vida. Su conocimiento es algo muy arraigado en casi todas las culturas. Pero el taoísmo incorpora una serie de técnicas en la que intervienen ejercicios, como son la respiración, el movimiento o una dieta alimentaria adecuada que no sólo mejoran el placer sino también la calidad de las relaciones sexuales. Las enseñanzas procedentes de la sexualidad oriental no sólo pueden conseguir alargar la vida, también son un poderoso aliado capaz de dar una mayor energía sexual y satisfacción a la hora de vivir.

- Posturas, respiración y energía.
- Afrodisíacos y otros objetos para el goce de los sentidos.
- El arte milenario del masaje sensual japonés.

Otros libros de la colección **ROBINBOOK / SALUD**

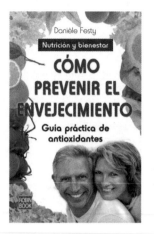

CÓMO PREVENIR EL ENVEJECI-MIENTO

Danièle Festy

Todo cuanto debe saber para retrasar el proceso del envejecimiento a través dela alimentación.

De un tiempo a esta parte, los antioxidantes se han convertido en la punta de lanza de una nueva manera de entender la nutrición y el bienestar.

Esta breve guía le mostrará, con un estilo breve y sencillo, sin tecnicismos ni explicaciones enrevesadas, todo cuanto usted debe saber acerca de este apasionante mundo, desde los diferentes tipos de antioxidantes existentes hasta su inclusión en la dieta –ya sea a través de los alimentos o bien en forma de complementos nutricionales–, además de aportar algunas recomendaciones sobre su ingesta en el transcurso de un tratamiento médico.

CUÉNTAME TUS MALES Y TE DIRÉ CÓMO SANARLOS

Deb Shapiro

La famosa pedagoga Deb Shapiro nos explica cómo el hecho de saber entender «el lenguaje de los síntomas» de tu cuerpo puede incrementar tu potencial de sanación. Te enseñará a descodificar una información valiosísima que tu cuerpo te está dando, ayudándote a mejorar tu salud y a aumentar tu sensación de bienestar.

La autora examina la interconexión existente entre tu estado físico y tu salud emocional, psicológica y espiritual y nos revela:

- Cómo los problemas sin resolver pueden afectar a tu estado físico.
- Cómo tus sentimientos y pensamientos están relacionados con partes concretas de tu cuerpo.
- Cómo sanar tu cuerpo con tu mente y sanar tu mente con tu cuerpo.

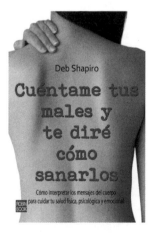

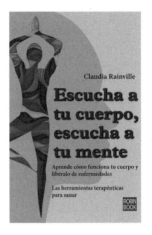

ESCUCHA A TU CUERPO, ESCUCHA A TU MENTE

Claudia Rainville

La autora nos propone profundizar en el conocimiento de la enfermedad y de los mecanismos de curación de nuestro cuerpo. Su trabajo consiste en guiar a las personas hacia una mejor comprensión de los tratamientos, ante un problema de salud, para que puedan escoger con claridad el camino adecuado hacia la curación. Además desmitifica la naturaleza de los gérmenes, del cáncer y de los tumores. Y comparte las principales herramientas que utiliza con éxito en sus seminarios para tratar de enseñarnos el camino que nos lleva a resolver nuestros conflictos interiores con el fin de eliminar los mecanismos que nos conducen a la enfermedad.

EL LIBRO DE LAS BUENAS ENERGÍAS POSITIVAS

Alissa Sandler

Este libro le resultará de inestimable ayuda para fomentar su bienestar físico, mental y espiritual, ya que contiene algunas de las técnicas más eficaces para potenciar de un modo positivo las energías que nos rodean o forman parte de nuestro organismo.

Además de mostrarnos cómo nuestro cuerpo puede conectar de una manera rápida con estas fuentes energéticas, el libro también muestra la manera de descubrir nuestro interior para experimentar nuevos impulsos vitales. También aporta soluciones en el ámbito de la protección psíquica: invocaciones, gemas y otros objetos que pueden significar eficaces y fértiles métodos de protección ante cualquier resquicio de negatividad que se cruce en nuestro camino.

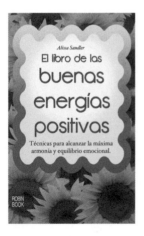